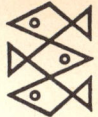

Über das Buch Zwei Jahre lang irrte der Patient von Arzt zu Arzt, ließ sich diverse Diagnosen nennen, zahllose Therapien und Medikamente verschreiben, lief zu Heilpraktikern und Psychotherapeuten – aber seine Schmerzen wurden immer stärker. Die Fachleute und seine Freunde hatten nur noch eine Erklärung: Seine Beschwerden mußten psychisch sein. Längst abhängig von Schmerzmitteln wurde er schließlich unfähig, seinen Beruf weiter auszuüben. Da alle üblichen Untersuchungen keine Ergebnisse brachten, schloß man in einem Krankenhaus, er simuliere, und wollte ihn in die Psychiatrie überweisen. Aber wenn er einer Sache sicher war, dann der, daß die richtige Diagnose noch nicht gestellt wurde. Fortschreitende Lähmung seiner Beine brachte ihn – inzwischen ein Pflegefall – nach weiteren qualvollen Monaten erneut ins Krankenhaus, und diesmal zog ein Arzt aus genau den Symptomen, die auch allen anderen Ärzten vor ihm bekannt gewesen waren, den richtigen Schluß: Der Patient litt an einem Rückenmarkstumor.

Nach der schwierigen Operation wurde ihm schonend beigebracht, daß er querschnittsgelähmt sei, ohne Hoffnung auf Heilung. Mit der gleichen Zähigkeit, mit der er vorher an den Diagnosen der Ärzte und nicht an sich selbst gezweifelt hatte, begann er seine Beine zu trainieren. Nach einem Jahr konnte er wieder gehen.

Der Autor erzählt seine unglaubliche Krankengeschichte ohne Wehleidigkeit, oft mit leiser Ironie. Sein Bericht ist eine Warnung an alle Ärzte, nicht der Routine zu verfallen, und an alle Patienten, sich nicht aufzugeben, sondern die Verantwortung für sich selbst zu übernehmen.

Der Autor Beat Schliep, geboren 1958, arbeitet als Lehrer in München.

Beat Schliep

Von Arzt zu Arzt

Die Odyssee eines Kranken

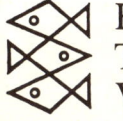

Fischer
Taschenbuch
Verlag

Persönliche Erfahrungen mit Krisen
Lektorat: Anke Rasch

Originalausgabe
Veröffentlicht im Fischer Taschenbuch Verlag GmbH,
Frankfurt am Main, April 1991

© Fischer Taschenbuch Verlag GmbH, Frankfurt am Main, 1991
Umschlaggestaltung: Buchholz/Hinsch/Hensinger
Gesamtherstellung: Clausen & Bosse, Leck
Printed in Germany
ISBN 3-596-10749-0

Inhalt

Oberbauchbeschwerden

Wahrscheinlich habe ich etwas Schlechtes gegessen, versuchte ich mir das Drücken in der Bauchgegend zu erklären. Es war an einem lauen, freundlichen Frühlingstag im April 1985. Einige Wochen vorher hatte ich schon einmal leichte Schmerzen in Bauch- und Rückengegend gespürt, aber ein undefinierbares Unwohlsein, ein nicht eindeutig zu lokalisierendes Drücken oder Ziehen irgendwo am Körper taucht ja ab und zu einmal auf und verschwindet dann von selbst wieder. Ich nahm mir fest vor, etwas mehr auf meine Ernährung zu achten.

Ein paar Tage später durchzuckte mich ein stärkerer Schmerz im Rücken, der sich dann im Bauch festzusetzen begann. Wieder überlegte ich, was ich Falsches gegessen haben könnte, denn für mich stand fest, daß die Schmerzen etwas mit dem Magen zu tun haben mußten. Ich rief Bekannte an, mit denen ich kurz vorher zum Essen ausgegangen war, um ihr Befinden in Erfahrung zu bringen. Sie fühlten sich wohl.

Es vergingen einige Tage, in denen ich sehr genau auf meine Ernährung achtete, trotzdem wachte ich nachts des öfteren von Schmerzen in der Bauchgegend auf. Ich beschloß, bei der nächsten Gelegenheit einen Arzt aufzusuchen.

»Naturheilmethoden« versprach das Schild neben dem Eingang eines großen Gebäudes in der Innenstadt. In der Praxis warnten andere Schilder davor, daß die Kassen die Frischzellen-, Ozon- und allerlei andere Therapien nicht bezahlten. Nach einem kurzen Gespräch, in dem sich der Arzt nach der Art der Beschwerden erkundigte, diagnostizierte er eindeutig – Magenschmerzen. Er drückte mir eine selbstverfaßte Broschüre in die Hand, in der detaillierte Ernährungsvorschriften für alle möglichen Arten von Magen- und Darmbeschwerden zusammengestellt waren. Im wesentlichen bedeuteten sie Verzicht auf Alkohol, Nikotin, scharfe, fettige, sehr heiße oder sehr kalte Speisen und Getränke. Eine ausgewogene, gesunde Ernährung war für mich das Gebot der nächsten Zeit. Ich fühlte mich erleichtert. Schließlich bestätigte ein Fachmann in kurzer Zeit und ohne Untersuchung treffsicher meine eigene Vermutung: der Magen.

Ohnehin seit einigen Monaten beunruhigt durch die fast täglichen neuen Alarmmeldungen über Gifte in Lebensmitteln – Schwermetalle, Hormone, Antibiotika und kanzerogene Stoffe, ganz zu schweigen von den Auswirkungen der Tschernobyl-Katastrophe –, hatte ich nun durch meine Beschwerden einen konkreten Anlaß, mich bewußter zu ernähren. Das Unbehagen, das die Nachrichten der Medien über Ernährungsgifte auslösen, ist ziemlich abstrakt. Die Schwermetalle in den Fischstäbchen etwa haben keinerlei Geschmack. Ebenso können Nitrat im Wasser und Radioaktivität in Lebensmitteln mit der Zunge nicht wahrgenommen werden. Bei mir hingegen hatte dieses Unbehagen in der Form einer Reaktion meines Körpers Gestalt angenommen. Ich war gewissermaßen mit dieser Diagnose zufrieden.

Trotz Sechskorngemischs, kalt geschleuderten Honigs und ungesättigter Fettsäuren verschwanden die Beschwerden nicht. Im Gegenteil, sie nahmen derart zu, daß ich einen weiteren Arztbesuch für unerläßlich hielt. Der Arzt wirkte diesmal sehr ernst, kündigte mir eine Magenspiegelung an und wies auf einen engen Zusammenhang von Magentätigkeit und Psyche hin. Ich erinnerte mich an Schauergeschichten über Gastroskopien und erschrak gebührend. Wir einigten uns zunächst auf eine »Magen-Darm-Passage«, bei der Kontrastmittel geschluckt wird, damit eine anschließende röntgenologische Darstellung möglich wird.

Die Untersuchung, die sich über mehrere Stunden erstreckte, ergab, durch sechs Aufnahmen veranschaulicht, lediglich einen »leichten Reizzustand des Magens«, jedoch »ohne pathologische Veränderungen«. Zur Therapie wurde mir ein Antacidum, ein säurebindendes Mittel, verschrieben. Noch zwei weitere Male suchte ich diese Praxis auf, aber die Medikamente zeigten keinerlei Wirkung.

Zum ersten Mal erlebte ich nun das Verhalten eines Arztes,

dem der Patient lästig zu werden beginnt. Er bezweifelte, daß ich mich an seine Ernährungsrichtlinien hielte. Ebensowenig richte ich mich nach der Vereinbarung, seine Praxis nur nach telefonischer Anmeldung aufzusuchen, bemerkte er ungehalten. Unangemeldet kämen nur »dringende Fälle«. Er habe ohnehin wenig Zeit, jetzt, wo die Urlaubssaison nahe. Die Sprechstundenhilfe unterbrach einige Male, indem sie Rezepte zur Unterschrift vorlegte und Telefongespräche durchstellte. Bei diesem regen Treiben hielt es der Arzt für angebracht, die Tür zum Wartezimmer und zur Anmeldung gleich offen zu lassen. Er sah mehrmals auf seine Uhr und wies darauf hin, daß er eine Bestellpraxis habe und sich für seine Patienten Zeit nehmen müsse. Ich hatte ihm mit dem Gespräch ganze fünf Minuten gestohlen. Ich verstand, ging und kam nicht mehr wieder. Meine Verärgerung über diese Abfertigung und die Hilflosigkeit, weil die Arztbesuche zu keinem Ergebnis geführt hatten, waren gleich groß.

Zu der Zeit glaubte ich nicht mehr so recht an einen Erfolg meines Ernährungsprogramms. Also ging ich zu einem anderen Arzt, bei dem ich vor längerer Zeit gewesen war, eine Art Hausarzt für mich, den ich bei stärkeren Erkältungen aufsuchte. Er nahm sich Zeit für mich und verschrieb ein Naturheilmittel mit Kamillenwirkstoff für eine Rollkur. Dreimal suchte ich ihn auf, ohne daß sich die Beschwerden gebessert hätten.

Bis zum Beginn der Sommerferien waren es inzwischen nur noch zwei Wochen, und da ich der Arztbesuche überdrüssig zu werden begann, versuchte ich, mich auf einen ausgiebigen Urlaub in der Türkei zu freuen. Möglicherweise war mein Befinden ja streßbedingt, und Ferien in der Sonne mit reichlich Ablenkung kamen da sehr gelegen.

Umgebungswechsel I

Ich liebe die Türkei, und noch jeder Aufenthalt in diesem Land hatte mir Entspannung und Wohlgefühl gebracht, eine Erholung von Hektik und Alltagsstreß. Im Juli 1985 flog ich also nach Istanbul, wo ich zunächst einen mehrwöchigen Sprachkurs besuchen wollte, um dann später Sonne und Meer an der Ägäis zu genießen. Ich mietete mich deshalb erst einmal im Universitätsviertel in einem kleinen Hotel ein und begann, mich um die Formalitäten für den Türkischkurs und die Prüfungsanmeldung zu kümmern.

Durch den rigorosen Umgebungswechsel und die veränderten klimatischen Bedingungen hatte ich geglaubt, eine ganz neue Ausgangslage für mein Befinden zu schaffen, meine Rechnung schien jedoch nicht aufzugehen. Die anfänglich intervallartig auftretenden Schmerzen entwickelten sich jetzt zu einem Dauerschmerz, der mir vor allem nachts zu schaffen machte. Es war nicht mehr möglich, flach auf dem Rücken zu liegen; entweder schlief ich auf der Seite oder ich mußte mir so viele Kissen unterlegen, daß ich halb saß. Die Schmerzen schienen sich besonders auf den Rücken und die Wirbelsäule zu konzentrieren.

In türkischen Hörsälen existieren noch – wie früher bei uns in den alten Volksschulen – Holztische und -bänke, die, in Dreierreihen angeordnet, aneinander festgeschraubt sind. Ich mußte darauf achten, mich während des Unterrichts nicht anzulehnen, denn wenn die Lehne auf die Wirbelsäule drückte, folgte umgehend eine Schmerzattacke. Überhaupt nahmen die körperlichen Beschwerden allmählich zu. Ich hielt meinen Oberkörper steif wie ein Brett, jede Krümmung des Rückens löste Schmerzen aus. Einmal fiel mir während des Unterrichts ein Papier aus der Hand und flatterte zu Boden. Man mußte mir die Angst vor bestimmten Bewegungen schon angemerkt haben, denn ein Kursteilnehmer hob den Zettel rasch auf.

Meine Bekannten waren besorgt und machten mir den Vorschlag, mich im deutschen Krankenhaus in Istanbul, das einen sehr guten Ruf in der Türkei genießt, untersuchen zu lassen. Da zwischen der Bundesrepublik und der Türkei ein Abkommen über kostenlose medizinische Versorgung besteht, versuchte ich zunächst, mit einem Auslandskrankenschein beim Gesundheitsamt vorzusprechen. Ich hätte mir eigentlich ausmalen können, daß dies ein hoffnungsloses Unterfangen sein würde. Beim Anblick der Menschenschlange – Familien, vor allem Frauen und Kinder aus ländlichen Gegenden, ärmlich gekleidet, weinende Babys und Krankenschwestern, die die Wartenden nach ihren Beschwerden fragten und sie abzuwimmeln versuchten, weil die Ärzte überlastet waren – wurde mir bewußt, daß wohl mehr die türkischen Mitbürger in der Bundesrepublik von diesem Abkommen profitierten. So fuhr ich zum deutschen Krankenhaus, wo deutsche Botschaftsangehörige und reiche Türken behandelt werden. Der türkische Arzt betastete meinen Körper und verschrieb mir verschiedene Medikamente gegen Magenschmerzen. Antazide, ob in flüssiger oder fester Form, waren ja inzwischen nichts Neues für mich. Abwechslung stellte lediglich ein starker Tranquilizer (Librax forte) dar.

An den folgenden Tagen schlich ich geradezu, mit stocksteifem Oberkörper und angezogenen Schultern, durch Istanbul. Der Unterschied zu den vergangenen Wochen bestand darin, daß ich durch das Psychopharmakon berauscht war. Manchmal mußte ich über mich selbst lachen. Manche Türken blieben auf der Straße plötzlich stehen, starrten mich an und wünschten mir gute Besserung, ohne daß wir uns gegrüßt hätten oder sonst irgendwie ins Gespräch gekommen wären. Ich mußte einen mitleiderregenden Eindruck gemacht haben.

Das Lachen über mich selbst verging mir in den kommenden Tagen gründlich. Nicht nur eine Krümmung des Rückens war für mich bedrohlich, sondern inzwischen auch jede Art von Erschütterung wie Lachen, Husten, Schneuzen, Springen und Stolpern. Ich bekam vor allem nachts Schmerzattacken. Mein Kopf wurde knallrot, und der Schweiß lief mir kalt aus den Achselhöhlen. Ich wandelte nachts, wenn alle schliefen, in den riesigen alten Korridoren des Studentenwohnheims, in das ich inzwischen umgezogen war, mit schmerzverzerrtem Gesicht, den Schweiß trocknend, und versuchte, Schmerzenslaute zu unterdrücken, aus Angst, man könnte mich für verrückt halten. Ich schluckte immer mehr Librax forte mit dem Ergebnis, daß ich im Morgengrauen vor Erschöpfung halb sitzend in einen Tiefschlaf fiel. Wenn ich am Vormittag dann durch die Hitze erwachte, waren die anderen fünf Mitbewohner meines Zimmers schon fort, ohne daß ich sie gehört hätte.

Ein weiteres Medikament, das ich verschrieben bekam, war Tagamet. Bisher hatte ich säurehemmende Mittel genommen. Die Wirkung des Tagamet besteht darin, daß es die Sekretion von Magensäure verringert. Es war zu der Zeit das stärkste Medikament auf dem Markt und wird bei schweren Fällen von Zwölffingerdarmgeschwüren und Magenschleimhautentzündungen verschrieben. In der Regel zeigt es bei einer gewissen Anwendungszeit garantiert seine Wirkung, bei mir hingegen zeigten sich nur die Nebenwirkungen – Mundtrockenheit und Schwindelgefühle.

Ich mußte den Sprachkurs abbrechen und fuhr in den Süden ans Meer in der Hoffnung, daß Sonne und Wasser Linderung verschaffen würden.

Die Bekannten und Freunde, die ich im Badeort traf, schienen über mein Aussehen überrascht. Ich hatte einige Kilo abgenommen und bewegte mich wie ein Roboter fort, steif, mit ruckartigen Bewegungen. Klarer Fall – der Magen. Da hilft nur: Salbeitee, viel Knoblauch, viel Raki, Joghurt, wenig Knoblauch, kein Alkohol, Milch, Sonne, schwarzer Tee. Ich wurde mit gutgemeinten Ratschlägen überschüttet.

Ein Dragee »Buscopan compositum« (Analgetikum und Spasmolytikum) nahm mir zum ersten Mal, für eine Stunde etwa, die Schmerzen. Ein deutscher Medizinstudent gab es mir, der dort sein Zelt aufgeschlagen hatte. Er erläuterte mir, daß es sich bei meinen Beschwerden nicht um Magenschmerzen handeln könne. Viel eher vermute er einen Zwerchfellbruch. Ich war vor Freude über diese neue diagnostische Idee ganz aus dem Häuschen. Bei mir hatten sich die Maßstäbe ohnehin verkehrt. Ich sehnte mich geradezu nach der Feststellung einer eindeutigen Krankheit, die die bisherige Symptomatik erklären und die Grundlage für eine wirksame Therapie bilden könnte. Voller Optimismus verlegte ich meinen Heimflug nach München vor.

Doping

Am ersten Wochenende im September 1985 kehrte ich nach München zurück. Ich machte mich sofort auf den Weg zu einer Freundin, die mit einem Arzt im gleichen Haus wohnte. Sie war mit ihm gut bekannt, hatte ihm von meinen Beschwerden erzählt, und sie erwarteten mich bereits.

Ich sollte mich flach auf ein Bett legen und mich durch gleichmäßiges Atmen so gut wie möglich entspannen. Es kostete mich einige Überwindung, aber schließlich lag ich auf dem Rücken auf einer gepolsterten Liege. Nach einigen Sekunden setzte eine so heftige Schmerzattacke ein, daß ich panisch versuchte, mich so schnell wie möglich aufzusetzen. Ich fühlte mich wie ein Käfer, der auf den Rücken gefallen ist und mit allen vieren rudert, um wieder in die richtige Lage zu gelangen. Der ganze Vorgang war für mich eine Qual: Liegen, auf die Seite drehen, aufsitzen durch Aufstützen mit den Händen und schießlich mit steifem Oberkörper aufstehen. Mein Kopf hatte sich rot gefärbt, und der Schweiß perlte die Stirn hinunter. Der Arzt war schockiert und bereitete eine Spritze mit Buscopan compositum vor, das krampflösende Schmerzmittel, das ich im Urlaub schon kennengelernt hatte. Diesmal wirkte es nicht. Ich begann vor Schmerzen so zu schwitzen, daß mir der Schweiß aus den Achseln in den Hosenbund rann. Ich hatte mit dem hilfsbereiten Arzt ein wenig Mitleid, weil er so konfus und verunsichert schien. Schließlich hätte eine Entspannungsübung bei Magenkrämpfen, vor allem bei nervösen Magenbeschwerden, sicherlich zu einer gewissen Besserung führen können.

Er war durch den Vorfall derart beunruhigt, daß er mich in die Ambulanz der Klinik Rechts der Isar schickte. Es war Samstagabend, und ich machte mich im Schneckentempo in Begleitung von zwei Freunden auf den Weg zum Krankenhaus. In der Notaufnahme mußte ich allerlei Fragen zu den Beschwerden beantworten, mir den Bauch abtasten und etwas Blut abnehmen lassen. Von dem Eindruck abgesehen, den ich auf die Ärzte machte, schien nichts Beunruhigendes vorzuliegen. Die kleinen Routineuntersuchungen brachten nichts zutage. Ich bekam einen Termin für den folgenden Tag zur Gastroskopie. Als ich die Klinik wieder verließ, fühlte ich mich ein wenig besser, schließlich war ich irgendwie »verarztet« worden. Nun hoffte ich, daß bei der Magenspiegelung mindestens ein handfestes Geschwür gefunden würde, das das bisherige Leiden erklären und bei richtiger Therapie bessern würde.

Die Gastroskopie, die ich nicht als besonders unangenehm empfand, ergab einen »rot geschwollenen Pylorus« (Magenausgang). Das erkläre die Schmerzen, meinte der diensthabende Arzt. Ich war erleichtert, blieb aber etwas skeptisch. Als ich dann sah, wie mir aus der Krankenhausapotheke zwei Schachteln Tagamet gebracht wurden, wußte ich, daß ich mit meinen Schmerzen noch eine Weile zu tun haben würde. Schließlich hatte ich das Medikament lang genug erfolglos in der Türkei genommen und außer Nebenwirkungen keinerlei Besserung gespürt. »Das muß helfen«, versicherte mir der Arzt. Enttäuscht verließ ich die Ambulanz und grübelte darüber, was ich bei der nächsten Schmerzattacke tun könnte. Erwartungsgemäß nützten die Tabletten überhaupt nichts, im Gegenteil, ich hatte eher das Gefühl, die Schmerzen verstärkten sich.

Bis zum Endes dieses Monats hatte ich noch zwölf weitere Arzttermine absolviert. Ich suchte zwei Internisten auf, die mir empfohlen worden waren. Die wiederum überwiesen mich zu einer weiteren Gastroskopie und zu einer Computertomographie. Die Magenspiegelung ergab einen gesunden Magen. Das Tagamet hatte seine Wirkung getan. Die Therapie war erfolgreich; der Schönheitsfehler waren die heftigen Schmerzen, die zunahmen.

Die Computertomographie (CT) ist ein modernes Röntgenverfahren, das senkrecht zur Längsachse des Körpers verlaufende Querschnittsbilder macht, wodurch bestimmte Krankheiten erkannt werden können. Bei mir wurde eine Abdomen-CT (Bauch) gemacht, die zwar den Magen als »ohne Befund« darstellte, hingegen die Bauchspeicheldrüse für vergrößert und entzündet erklärte. Pankreatitis hieß das Zauberwort für die nächsten Monate. Ich atmete auf – hatte ich doch inzwischen schon vermutet, daß mein Magen in Ordnung wäre. Eine akute Entzündung der Bauchspeicheldrüse kann durch bestimmte Enzymwerte festgestellt werden. Bei mir hingegen waren die Werte im Normbereich, was bedeutete, daß es sich um eine chronische Pankreatitis handelte. Durch Rückstauung von Pankreasferment und Übertritt von Galle in die Pankreasgänge werden die Fermente noch innerhalb der Bauchspeicheldrüse statt erst im Darmkanal aktiviert; es kommt zu einer Selbstverdauung von Pankreasgewebe mit Schwellung, Blutung und Gewebszerstörung. Meist sind von dieser Krankheit Alkoholiker betroffen, oder es handelt sich um die Folgen einer Infektion. Bei mir traf beides nicht zu. Ich bekam größere Mengen Pankreasfermentpräparate verschrieben.

Die einzige Veränderung bestand darin, daß die Schmerzanfälle heftiger wurden. Ich beschloß, mir nun selbst in der Apotheke verschiedene Schmerzmittel zu kaufen. Die Ärzte, die ich in der Zeit aufsuchte, bat ich stets, mir schmerzstillende Medikamente zu verschreiben, weil ich nach einigen Wochen merkte, daß ich dafür mehr Geld ausgab als für Lebensmittel. Die Ärzte taten das widerwillig und verschrieben meistens nur eine oder zwei Packungen. Mein Arzneimittelkonsum nahm in der Zeit rapide zu, so daß ich täglich schon eine halbe Packung verbrauchte. Ich mußte nebenher meine Deutschkurse geben und begann allmählich, ein »Dopingprogramm« zu entwerfen, das ich auf meine Arbeits- und Schlafzeiten abstimmte. Wenn ich vormittags Unterricht hatte, konnte ich relativ gut arbeiten, da die erste Schmerzattacke gegen Mittag einzutreten pflegte. Die erste Dosis mußte ich also mittags zu mir nehmen. Der Schmerzhöhepunkt zeigte sich nachmittags gegen vier Uhr. Hatte ich um die Tageszeit zu arbeiten, so mußte ich um drei Uhr mindestens vier Schmerztabletten schlucken.

Ich erweiterte die Dosis um Zäpfchen und Novalgin (flüssig). Manchmal geschah es, daß ich während des Unterrichts eine Schmerzattacke bekam. Dann war die Medikamentendosis nicht hoch genug gewesen. In solchen Augenblicken blieb mir die Stimme weg, der Schweiß begann aus allen Poren zu laufen, und ich war in wenigen Sekunden naßgeschwitzt wie nach schwerer körperlicher Anstrengung. Meine Schüler, die anfangs erschraken, gewöhnten sich allmählich an solche Zwischenfälle.

War es mir seit dem letzten Sommer unmöglich, zu husten oder zu lachen, wenn ich Schmerzanfälle vermeiden wollte, so gesellten sich jetzt andere körperliche Reaktionen hinzu, die ich tunlichst zu unterlassen hatte. Ich mußte mich nun auch davor hüten, mich zu räuspern, zu gähnen und tief ein- oder auszuatmen. Ich hatte das Gefühl, mir sei der ganze Oberkörper zugeschnürt. Nachdem ich einige Wochen lang Tabletten, Zäpfchen, Dragees, Kapseln und Tropfen konsumiert hatte – ich war ja inzwischen völlig auf diese Drogen angewiesen –, widerte mich mein eigener Körper an. Die Medikamente riefen einen penetranten Geruch hervor, der auch durch häufiges Duschen und Kleiderwechseln nicht zu bekämpfen war. In allen körperlichen Ausscheidungen und sogar im Atem hinterließen sie ihre Spuren.

Dank meiner Bekannten, die stets in der Lage waren, mir irgendwelche Spezialisten wärmstens zu empfehlen, begab ich mich in die Praxis eines Internisten, bei dem ich mein Glück versuchen wollte. Er ließ eine Oberbauchsonographie, eine Ultraschalluntersuchung, durchführen, bei der die fraglichen Organe fotografisch dargestellt wurden. Die Bauchspeicheldrüse erwies sich als völlig gesund. Bei einer weiteren Untersuchung, einem rektalen Kontrasteinlauf, durch den die Darmtätigkeit bildlich dargestellt werden kann, ergab sich ein »irritables Sigma«. Das Sigma ist der s-förmig verlaufende Teil des Dickdarms, an den sich der Mastdarm anschließt. Ich ließ mir sagen, daß diese Diagnose nichts wert sei. Sie könne bei den meisten Menschen gestellt werden, ohne daß gleich von einer Krankheit gesprochen werden müsse. Die Ursache meiner heftigen Schmerzen konnte mit dem Befund »irritables Sigma« nicht beantwortet werden.

Mittlerweile waren die Schmerzen so unerträglich geworden, daß ich nicht mehr sicher sein konnte, sie mit den gewohnten Medikamentenrationen unterdrücken zu können.

Ich erhöhte die Dosis weiter und gab inzwischen täglich etwa 25 DM für Schmerzmittel aus. »Wollen Sie nicht mal zum Arzt gehen?«, begannen mich die Apotheker zu fragen. Obgleich ich mich bemühte, die Apotheken zu wechseln, um mir nicht immer die gutgemeinten Ratschläge anhören zu müssen, war ich bald in mehreren Stadtteilen bekannt.

Mir wurde bewußt, daß in meinem Freundes- und Bekanntenkreis über mich geredet wurde. Bisher hatte ich eher Mitleid mit meinem bedauerlichen Zustand hervorgerufen. Mitleid mit einem Opfer der Unwissenheit und Untätigkeit der Ärzte. An dieses Phänomen hatte ich mich, soweit das die Schmerzen zuließen, gewöhnt. Nun aber mußte ich mir allerlei Spekulationen über meinen Zustand anhören. Ich konnte mit den psychologisierenden Interpretationen und Ratschlägen wenig anfangen. Schmerzen von dieser Heftigkeit konnten für mich nur körperliche Ursachen haben, sie waren mit Streß und anderen psychosomatischen Deutungen nicht zu erklären.

Mir ging allmählich die Kraft aus. Ich hatte das Gefühl, nicht mehr viel Zeit zu haben.

Das Auge spricht

In meiner Hilflosigkeit erreichte mich ein Anruf einer Freundin. Sie empfahl mir einen bekannten Augendiagnostiker, der sowohl am Chiemsee als auch in München eine Praxis habe. Ihre Mutter sei von ihm erfolgreich behandelt worden. Er sei Heilpraktiker, der nach einer Theorie vorgehe, die Teilen der Iris, der Regenbogenhaut des Auges, die Organe des menschlichen Körpers zuordne. Eine Störung bei einem Organ zeige sich also praktisch im Auge. Die Augendiagnose sei zwar nicht Bestandteil der wissenschaftlichen Diagnostik, finde aber als Ergänzung zunehmendes Interesse.

Vielleicht konnte man meinen Beschwerden mit unkonventionellen Methoden eher auf den Grund kommen. Ich konnte es mir in meiner Lage nicht erlauben, einen wie auch immer gearteten Diagnoseversuch abzulehnen. Nicht einmal die Tatsache, daß ich die Rechnung privat zu zahlen hätte, durfte mich schrecken.

Im Wartezimmer der luxuriös ausgestatteten Praxis lagen vom Heilpraktiker verfaßte Bücher mit der Empfehlung aus, sie »doch gleich mitzunehmen«. Die überdimensionalen Preisangaben ließen keinen Zweifel daran, daß es mit dem bloßen Mitnehmen allein nicht getan war.

»Eindeutig – Pankreatitis«, lautete die Diagnose, die in wenigen Sekunden von meiner Iris abgelesen wurde. Der Heilpraktiker verbat sich sogar Vorinformationen, um eine möglichst objektive Diagnose stellen zu können. Bei einem weiteren Termin, bei dem ich eine Injektion eines homöopathischen Mittels bekommen und ein Gespräch über die Therapie geführt werden sollte, ließ sich der Heilpraktiker wegen eines Zahnarzttermins entschuldigen.

Wieder einmal blieb ich mit meiner Enttäuschung und Wut allein. Meine Wut war aber nicht zielgerichtet. Wem sollte ich die Schuld für diesen Zustand auch geben? Die Ärzte bemühten sich doch wirklich. Allerdings nur so lange, wie sie diagnostische Vorschläge hatten. Nachdem sie mich das vierte oder fünfte Mal in ihrer Praxis erblickten, empfanden sie mich als lästig. Bisher sagte keiner, er wisse nicht, was mir fehle. Es hieß: »Das gibt's doch gar nicht, die Schmerzen müssen doch aufhören, jetzt.« Dieser Leerlauf im Arzt-Patienten-Verhältnis war auch mir bewußt, so daß ich wieder einmal die Praxis wechselte. Eher schien ein Arzt geneigt, den Patienten, der ihn ständig aufsuchte, als Querulanten und Hypochonder einzustufen, als zuzugeben, daß er nicht weiter wußte.

Wieviel Schmerzen sind zu ertragen?

Es war Advent 1985. Ich suchte einen Internisten regelmäßig auf, der mir Vitamin- und Calciumspritzen zur körperlichen Stärkung gab. Ich war mir bewußt, daß diese Injektionen im Grunde nichts brachten, spürte aber, daß ich körperlich allmählich abbaute. Medikamente waren für mich wichtiger als Nahrungsmittel geworden. Ich hatte Mühe, meinen Beruf auszuüben. Höhepunkte dieser Zeit waren die eine oder andere Stunde am Tag, in der ich so unter Tabletteneinfluß stand, daß ich schmerzfrei war. Das hieß nicht, daß ich mich bewegen konnte. Ich setzte mich in einer schmerzfreien Phase allein in ein Zimmer, ohne mich anzulehnen, immer auf der Hut, nicht zu husten, mich zu räuspern, zu gähnen, zu lachen oder zu weinen. Ich war in euphorischer Stimmung. Von zehn qualvollen Stunden eine ohne Schmerz, dafür lohnt es sich zu leben. Ich malte mir dann aus, was ich alles unternehmen könnte, wenn diese Zeit überstanden wäre. In solchen Phasen überkamen mich Optimismus und Lebenslust. Um so stärker quälten mich dann die Schmerzen, die regelmäßig nach spätestens einer Stunde wieder einsetzten.

Der Internist schlug mir eine Atemtherapie vor, weil ich ihm davon berichtet hatte, daß mein Oberkörper wie zugeschnürt sei und ich zeitweise unter Atemnot litt.

Die Atemtherapeutin erschrak etwas, wie alle Leute derzeit, die nichts von meinen Beschwerden wußten, über die steife Haltung und meine stockende Atmung. Sie wollte mir zunächst gründlich den Oberkörper massieren, damit ich für die gezielten Atemübungen überhaupt erst einmal eine Lokkerheit im Brustkorb hätte. Nachdem ich ihr erklärt hatte, daß ich unmöglich auf dem Rücken liegen könne, sollte ich mich auf den Bauch legen. Sie begann dann, meinen Rücken vom Hals an abwärts im Bereich der Wirbelsäule zu massieren. Dabei bekam ich einen Schmerzanfall, der heftiger als sonst war und der mich die Behandlung sofort abbrechen ließ. Die Therapeutin entschuldigte sich und war völlig konfus. Sie verstand nicht, was geschehen war. Sie wollte mir ein Taxi rufen. Ich lehnte mit einer Handbewegung ab und verließ die Praxis. Ich konnte keinen klaren Gedanken fassen und wollte nur allein sein und ruhig gehen, etwas Rhythmisches tun, um mich wieder zu fangen. Es schneite draußen und war dunkel. Mir liefen die Tränen aus den Augen, und ich setzte langsam einen Fuß vor den anderen, in Richtung Bushaltestelle. Ich stellte Überlegungen darüber an, wieviel Schmerzen ein Mensch wohl ertragen könnte, wo die Schmerzgrenze sei. Bei Schmerzen, die zwar heftig, aber noch im Rahmen des Erträglichen sind, kann man sich durch Weinen und Stöhnen erleichtern. Bei Schmerzen, die absolut unerträglich sind, schützt sich der Körper durch Ohnmacht. Das, was ich zu erdulden hatte, lag genau dazwischen. Natürlich ist Schmerz eine subjektive Angelegenheit, eine ganze Reihe von Faktoren spielt bei der Empfindung eine Rolle. Vielleicht war ich ja besonders schmerzempfindlich, obwohl mir das bisher nie bewußt geworden war. Das Erdulden von Schmerzen kostet Körperkräfte. Nach einer abklingenden Attacke stellte sich bei mir stets ein Erschöpfungszustand ein.

Auf der Suche nach einer Lösung stieß ich bei der Lektüre von Zeitschriften in einem Wartezimmer auf die Darmreinigungskur nach F. X. Mayr. Man nimmt nur Milch und trockene Semmeln zu sich, die man sehr langsam kaut. Die Kur schont den Organismus, säubert den Darm und schult den Kauvorgang. Ich las ein Buch über diese Kur, deckte mich mit alten Semmeln und Milch ein und begann unter Anleitung eines Internisten die Kur.

Ich hielt bis Weihnachten durch. Beruhigend war für mich die Tatsache, daß ich endlich wieder einen Maßstab für die Ernährung gewonnen hatte. Durch die verschiedenen Diagnosen und die sich daraus ergebenden unterschiedlichen Ernährungsrichtlinien war ich völlig durcheinandergekommen. Die Kur brachte auch eine gewisse Besserung. Die Schmerzanfälle nahmen ab und waren auch nicht mehr so heftig. Sie wurden berechenbarer. Mir ging es etwas besser. Das bezog sich aber nur auf die Schmerzen, die körperliche

Bewegungsfähigkeit war nach wie vor stark eingeschränkt. Ich schlief weiterhin halb sitzend und mußte jede Art von Erschütterung tunlichst vermeiden. Dennoch versetzte mich diese leise Besserung meines Zustandes in eine ungeahnte Euphorie. Wenn ich jetzt mit einer zweiwöchigen Urlaubsreise in eine sonnige Gegend noch etwas nachhelfen würde, dachte ich, bestünde vielleicht die Möglichkeit, die Beschwerden ganz zu überwinden. Ich steigerte mich in Vorstellungen von totaler Gesundheit, Schmerzfreiheit und Vitalität hinein, malte mir aus, wie ich im Meer schwimmen und wie ich die ganze Tortur hinter mir lassen würde. In meinem Hochgefühl begab ich mich in das nächste Reisebüro und buchte einen Flug nach Zypern.

Jäh wurde ich aus meinen Träumen gerissen. Über Weihnachten bekam ich hohes Fieber, das bis vierzig Grad anstieg. Ich erhöhte meine Schmerzmittelration, aber das zeigte nicht viel Wirkung. Bei meinem Körper war offenbar ein gewisser Gewöhnungseffekt eingetreten. Das Fieber sank sehr langsam, und ich fühlte mich ziemlich schwach. Das Unerträglichste aber waren die Hustenanfälle, die jedesmal eine Schmerzattacke auslösten. Ich konnte mich aus den Anfällen gar nicht mehr lösen, der Hustenreiz war stärker. Auch das Pressen, das Einhalten von Luft, um den Hustenanfall zu unterdrücken, war Erschütterung genug, um die Schmerzen neu anzufachen. Der Vorgang des Hustens dann, bei dem der Oberkörper gepreßt wird, steigerte den Schmerz ins Unerträgliche. Ich war in einem erbärmlichen Zustand, hoffnungslos und demoralisiert. Die Reise mußte ich absagen und fast das ganze Geld für Stornogebühren ausgeben. Wertvolles Geld, das ich dringend für Tabletten benötigte!

Identitätskrise

Zur Abwechslung wurde mir dieses Mal ein Gastroenterologe für meinen nächsten Arztbesuch empfohlen. Nach
einem knappen Gespräch, in dem ich meine Vorgeschichte
kurz zusammenfaßte, entschied der Arzt, gewisse Untersuchungen wiederholen zu lassen. Sonographie, Computertomographie und Magen-Darm-Passage mit Kontrastmittel.
Es ging seinen gewohnten Gang. Ergebnislos und zeitaufwendig. Wenigstens verschrieb mir dieser Arzt die von mir
gewünschte Menge Schmerzmittel für eine Weile.
Eines Tages rief er mich an und meinte, er müsse mich unbedingt zur Untersuchung ins Tropeninstitut schicken. Ich
könnte mir eine Krankheit im Ausland geholt haben. Ich
war begeistert von diesem Vorschlag. Es klang nach einer
wirklich guten Idee, daran hatte bisher niemand gedacht.
Schließlich fuhr ich oft ins Ausland, besonders in die Türkei.
Eine Freundin von mir war im vergangenen Jahr in Ostana-
tolien an Hepatitis erkrankt. Ich malte mir aus, wie erlösend
es wäre, wenn Hepatitis diagnostiziert würde. Ich fieberte
dem Tag entgegen, an dem ich die Untersuchungsergebnisse
des Tropeninstituts erhalten sollte.
Als ich die »ohne Befund«-Nachricht vom Tropeninstitut erhielt, war meine Enttäuschung unbeschreiblich.
Ich geriet allmählich in eine Identitätskrise und verlor jegliche Orientierung. Zuletzt war mir völlige Gesundheit be-
scheinigt worden. Ich war mit meinen rasenden Schmerzen
und meinem Tablettenkonsum kaum noch existenzfähig.
Trotzdem lebte ich mit den Schmerzen und entwickelte eine
gewisse Routine im Ertragen. Meine Lebensansprüche
hatte ich auf ein Minimum zurückgeschraubt. Kurze Stunden der Schmerzfreiheit, nur mit Medikamenten zu erreichen, waren für mich die Höhepunkte des Tages. Und dafür
lebte ich.
Von »Schmerzfreiheit« konnte eigentlich die Rede inzwischen auch nicht mehr sein. Die Schmerzen wurden durch

das starke »Doping« nur vorübergehend erträglicher. Die Einschränkungen meiner Aktivitäten im Alltag waren immens, Privat- und Berufsleben waren nur von den Beschwerden bestimmt. Meine privaten Kontakte litten darunter. Ich konnte nirgendwo mithalten. Die Bereiche, in denen sich soziale Kontakte abspielten, waren für mich tabu. Ich schaffte es gerade noch, mich hin und wieder mit jemandem in einem Lokal zu treffen, um bei einem Bier ein bißchen zu vergessen. Allerdings füllte ich mir vorher die Taschen mit verschiedenen Schmerzmitteln. Ich zog meine Jacke in der Kneipe nicht aus, weil sich die Zäpfchen in der Jackentasche befanden und ich sie nicht in aller Öffentlichkeit am Tisch herausnehmen wollte, wenn ich damit auf die Toilette ging. Ich schämte mich vor meinem Freundeskreis, weil ich inzwischen als Hypochonder angesehen wurde, der »ständig ein Wehwehchen hat«. Den notwendigen Nachschub an Schmerztabletten konnte ich ja mit meinem Bier hinunterspülen, allerdings in einem passenden Augenblick, in dem niemand mich beobachtete. Dazu mußte ich die Pillen zu Hause aus der Schachtel nehmen und in die andere Jackentasche stecken, so daß sie stets griffbereit waren. Ich entwickkelte, wie gesagt, eine gewisse Routine im Umgang mit den Schmerzen und den Medikamenten. Obwohl ich eigentlich zu dem Zeitpunkt schon nicht mehr lebensfähig war, machte ich einfach weiter.

Das Problem, das mir noch stärker zu schaffen machte, war die gesamte Situation – mein Selbstverständnis. Hätte mir ein Arzt beispielsweise gesagt, ich müsse diese Schmerzen noch ein Jahr ertragen, dann wäre dieses oder jenes Organ ausgeheilt, so hätte ich mich damit abfinden können. Mir aber fehlte offiziell nichts, und doch peinigten mich bohrende Schmerzen, die mich regelrecht in die Enge getrieben hatten.

Astrologie

In einem Lokal lernte ich ein Mädchen kennen, das mir von einer Heilpraktikerin und Astrologin erzählte. Die Astrologin habe sie von jahrelangen Magenbeschwerden befreit, indem sie ihr ein Horoskop erstellt und sie mit homöopathischen Mitteln behandelt habe. Sie empfahl mir diese Frau und gab mir gleichzeitig die Adresse eines »alternativen« Internisten, der sich mit Hypnose- und Musiktherapie beschäftige.

Ich griff nach dem Strohhalm. Ich besuchte die Astrologin in ihrem hübschen Häuschen in einem Münchner Vorort. Sie sah mir tief in die Augen bei der Begrüßung und meinte gleich zu Anfang, daß mein Blick Depressionen verriete. Außerdem schiene ich mit etwas »hinter dem Berg zu halten«. Mein genaues Geburtsdatum, Ort, Stunde und Minute, hatte ich ihr schon telefonisch mitgeteilt. So begann sie mit Hilfe eines Schaubildes von Planetenpositionen und Sonnenzeichen, mir meine Vergangenheit zu erzählen. Sie sprach vom Verhältnis zu meinem Vater, das gespannt sei. Ich erwiderte, daß mein Vater vor vielen Jahren gestorben sei. Unbeirrt setzte sie ihre Geschichte fort mit dem Ergebnis, daß ich mich in einer tiefen Depression befände, die, weil ich sie nicht wahrhaben wollte, ihren Ausdruck in undefinierbaren organischen Schmerzen fände. Sie packte mir etwa 30 Fläschchen mit homöopathischen Mitteln in eine Tüte, erläuterte die Art der Einnahme und betonte, daß sie mir hiermit nur den Schlüssel zur Lösung meiner Probleme gegeben habe, ins Schloß stecken und aufsperren müsse ich selbst. Ich erlitt noch einen kleinen Schock, als sie ein paar hundert Mark von mir verlangte, die sie auch nicht quittieren wollte. Sie warnte mich vor Träumen von Schlangen, da sich in einem der Fläschchen eine Potenz von Lachesis (Schlangengift) befinde. Sie fragte, ob ich jemanden hätte, der mich »auffangen« könne, weil sich in den nächsten Wochen und Monaten bei mir »tiefgreifende Prozesse« abspielen würden, die mich aus der Bahn werfen könnten. Sie wünschte mir alles Gute und verabschiedete mich.

Der erste tiefgreifende Prozeß hatte offenbar schon einge-setzt. Das spürte ich, als ich die Kontoauszüge von meiner Bank abholte. Mein Geld reichte nicht mehr. Schließlich lebte ich mit meinen ständigen hohen Ausgaben für Schmerzmittel weit über meine Verhältnisse. Meine Bank konnte mich dabei etwas »auffangen«.

Lebensängste

Nun blieb mir der »alternative« Arzt, der Internist, der sich mit Hypnose- und Musiktherapie befaßte. Nachdem ich telefonisch erklären mußte, von wem er mir empfohlen worden sei, bekam ich einen Termin.

Zum ersten Mal gelang es mir nicht, meine Krankengeschichte darzulegen. Wenn ich ansetzte, mein Befinden zu beschreiben, fiel mir der Arzt ins Wort und begann zu philosophieren. Er dozierte über das »Geistwesen Mensch« und über seine »Hülle«, die der Körper darstelle. Nachdem es mir schließlich geglückt war, eine recht knappe Version meiner gesundheitlichen Lage abzugeben, stellte er lapidar fest, daß ohnehin alle wesentlichen Untersuchungen abgeschlossen worden seien, so daß er sich auf die Befunde beziehen könne. Mein Auftreten und mein Gesicht sprächen eine klarere Sprache als schriftliche Unterlagen. Sie verrieten massive Lebensängste und Depressionen. Das Wichtigste sei jetzt, daß ich ihm sage, was mich bedrücke.

Bei diesem Arzt hatte ich das Gefühl, er leide unter Kommunikationslosigkeit, er bedürfe dringend der Patienten, um ihnen seine philosophischen, esoterischen Gedanken und Theorien darlegen zu können. Dieses Mitteilungsbedürfnis hielt ich für legitim, nur schien ich mit meinem Anliegen keine Chance zu haben.

Es war auch das erste Mal, daß ein Arzt mir meine Beschwerden als psychosomatisch erklärte. Mich verunsicherte dieser Besuch, und ich überlegte ernsthaft, ob mir irgendeine Art von Psychotherapie nützlich sein könnte. Ich kaufte mir einige Bücher über Psychosomatik und zerbrach mir vor allem über »die subjektive Krankheit« von Wolfgang Schmidbauer den Kopf. Vieles erschien mir einleuchtend. Wenn es mir seelisch schlecht ginge, könnte ich z. B. Grippe bekommen, die Abwehr sei in solchen Situationen geschwächt. Man hat ja inzwischen auch einen Zusammenhang zwischen Lebensfreude bei AIDS-Infizierten und dem

Nichtausbrechen der Krankheit beweisen können. Wie oft wehrt sich der Körper, wenn er lange genug Streß ausgesetzt wird, mit einer Krankheit. All das war mir eigentlich nicht neu und schien mir sehr plausibel. Was hatte das aber mit meinen ständig sich verschlimmernden Schmerzen zu tun? So ein massives Problem in meinem Privatleben konnte ich nicht ausmachen, das diese dauernde Qual erklärt hätte. Vor allem, bevor diese Schmerzen nicht nachließen, konnte ich mich auf gar nichts konzentrieren, schon gar nicht auf eine Psychotherapie.

Ich erschien zu einem weiteren Termin bei dem Arzt. Er stellte mich gleich zur Rede, ob ich ihm heute etwas zu sagen hätte. Ich erläuterte ihm meine Einstellung und bat ihn, mit seiner Ausbildung und seinen Erfahrungen doch mal ganz sachlich eine Erklärung für meine höllischen Schmerzen zu finden. Er wiederholte, daß ich auf ihn einen schwer depressiven Eindruck mache. Er empfehle mir, in der Türkei ein »Super Learning Institute« zu eröffnen. Ich hatte ihm beim ersten Besuch erzählt, daß ich unter anderem Türkisch für Deutsche unterrichte und öfter in die Türkei führe.

Obgleich ich durch die Vielzahl meiner Arztbesuche inzwischen in der Lage war, auf jegliche Äußerungen, Interpretationen und Ratschläge von Medizinern mit Gelassenheit zu reagieren, konnte ich nicht umhin, mich über diesen Internisten zu ärgern.

Daß ich auf Außenstehende den Eindruck machte, ich ginge auf meine eigene Beerdigung, wußte ich. Sollte ich bei dieser Vorgeschichte etwa vor Vitalität und Lebensfreude sprühen?

Der Arzt lag mit seiner Behauptung, ich litte unter Depressionen, völlig richtig. Eine offenbar sehr schwere Krankheit, die bisher niemand zu diagnostizieren vermochte, hatte zu diesem Zustand geführt. Für das, was ich tagtäglich und Nacht für Nacht durchzustehen hatte, war ich noch verhältnismäßig fit und zäh. Ohne mich weiter untersucht zu haben, erklärte er die Folgen meiner Beschwerden für deren Ursache.

Ich wurde dann gebeten, mich auf eine Liege zu legen. Ehe ich mich versah, knackten meine Brustwirbel und Schultergelenke. Der Arzt hatte mit mir eine chiropraktische Übung gemacht. Wie im einzelnen, erinnere ich mich nicht mehr. Ich weiß nur, daß mir das Blut in den Kopf schoß und ich vor Schmerz diesmal fast ohnmächtig wurde. Ich bekam Atemnot und wischte mir den Schweiß aus dem Gesicht.

Ich taumelte aus dem Sprechzimmer und nahm auf der Straße einen kräftigen Schluck aus einem Novalginfläschchen, von dem ich die Tropfvorrichtung aus Plastik entfernt hatte. Bei mir gab es nicht Novalgin tropfenweise, sondern schluckweise. Nachdem ich ein wenig zu mir gekommen war und die Schmerzen soweit erträglich waren, daß ich an etwas anderes denken konnte, kaufte ich mir ein »Nogger«. Als es mir vor Weihnachten etwas besser gegangen war, hatte ich mir dieses Eis öfter gegönnt. Seitdem »noggerte ich mir einen«, immer dann, wenn ich eine schlimme Schmerzattacke überstanden hatte. Ich belohnte mich und konnte gleich eine Phase von (fast) Schmerzfreiheit aus der Vergangenheit assoziieren, das half mir ein wenig.

Medikamentenhaushalt

Meine Schmerzmittelration erhöhte ich langsam weiter. Inzwischen hatte ich mich auf die pharmazeutische Firma Ratiopharm spezialisiert. Es gab dort sämtliche Medikamente, die Bayer, Hoechst, Boehringer und Schering produzierten, nur zu etwa dem halben Preis. Das war für mich wenigstens finanziell eine gewisse Erleichterung. Ich versuchte stets, mich mit genügend Vorrat einzudecken, um zu keiner Zeit bei einer Schmerzattacke ohne Medikamente dastehen zu müssen. Manchmal reichte der Vorrat dennoch nicht, etwa dann, wenn ich nach der Verwendung von einigen Zäpfchen unerwartet auf die Toilette mußte und sie ihre Wirkung durch die Ausscheidung nicht entfalten konnten. Ich hatte somit meine Ration überschritten. Kam das nachts vor, so machte ich mich in der Dunkelheit auf den Weg zu einer Notdienst-Apotheke, auch bei strömendem Regen oder eisiger Kälte. Anfänglich fuhr ich noch mit dem Fahrrad, später war mir das nicht mehr möglich. Der Nachtzuschlag verteuerte die Arzneien. Lag die Apotheke zu weit entfernt oder hatte ich gerade kein Geld zur Hand, so schlief ich die ganze Nacht nicht, kaufte mir die Schmerzmittel um acht Uhr zur normalen Ladenöffnungszeit und meldete mich krank. Nach solch einer durchlittenen Nacht schlief ich am darauffolgenden Tag vor Erschöpfung.

Kassettenprogramm

Meine Enttäuschung über die Ärzte war so groß, daß ich beschloß, so lange wie möglich allein mit meinen Beschwerden fertig zu werden. Ich wollte selbst an mir arbeiten. Ich meldete mich zunächst für einen Kurs »Autogenes Training« an der Volkshochschule an. Ich schaffte es gerade, an zwei Sitzungen teilzunehmen, dann wurden mir die Übungen zu schmerzhaft. Es ist zwar nicht Bedingung, sich auf den Rücken zu legen, was ich ja längst nicht mehr konnte, mir gelang es aber nicht, mit meinem Tablettenprogramm zu Rande zu kommen. Ich mußte feststellen, daß ich mit meinem »Dopinghaushalt« nur innerhalb der Wohnung, zum Teil noch in meiner Schule zurechtkam. Mußte ich einen weiteren Weg zurücklegen, so kam es vor, daß ich einmal stolperte oder der Bus scharf bremste und eine Erschütterung auslöste – unvorhergesehene banale Vorfälle, die bei mir jedoch heftige Schmerzanfälle auslösten und mich zum Umkehren in meine Wohnung zwangen.

Ich besorgte mir einige Übungskassetten zum autogenen Training und zog mich mit ihnen zurück. In dieser Zeit lebte ich ohnehin sehr isoliert. Aus meinem Freundes- und Bekanntenkreis erschien nur noch selten jemand, um mich zu besuchen. Offenbar war ich meiner Umwelt auch ein wenig unheimlich geworden. Überdies mangelte es mir an Kraft für soziale Interaktionen.

Die Hauptschwierigkeit bei diesen autosuggestiven Übungen bestand darin, daß ich es nicht fertigbrachte, mich entspannt hinzusetzen. Außerdem schien die gezielte Konzentration auf meinen Körper meine Schmerzen eher zu verschlimmern. Ablenkung war für mich geeigneter, die Lage zu ertragen. Ich betrachtete die autogene Methode mit Hilfe von Kassetten zur Linderung meiner Beschwerden als gescheitert.

Parkinsonoid

Ich schaffte es nicht, mit meinen Beschwerden allein fertig zu werden. Meine Verunsicherung über die möglichen Ursachen nahm weiter zu, genau wie die Schmerzen. Im Grunde hielt ich sie für organisch bedingt. Nach den zahlreichen ergebnislosen Untersuchungen jedoch wurden in mir immer wieder Zweifel wach, ob die Symptome nicht doch psychogener Natur waren. Diesmal ging ich also zu einem Arzt, dessen Spezialgebiete Innere Krankheiten und Psychotherapie waren. Jedenfalls versprach das seine Anzeige. Ich dachte mir, daß solch ein Arzt über die Zusammenhänge von organischen Beschwerden und Psyche Bescheid wissen müßte.

Ich bekam sofort einen Termin und nahm Kopien der bisherigen Befunde mit. Vorher überlegte ich mir, ob ich die Diagnose nicht schon dadurch beeinflussen würde, daß ich auf meine Vorgeschichte mit den Untersuchungen hinwies und die Befunde gleich mitbrachte. Vielleicht legte ich die Ärzte dadurch auf ein bestimmtes diagnostisches Ergebnis fest und verhinderte eine unvoreingenommene eigene Prüfung. Auf der anderen Seite hielt ich es für unnötig und auch für nicht ungefährlich, jedesmal neue Röntgenprozeduren über mich ergehen zu lassen und unangenehme Untersuchungen wie Spiegelung von Magen und Darm mehrmals durchzumachen. Ich wünschte mir sehnlichst einen seriösen Arzt, der mich systematisch durchcheckte und mit Ausschlußdiagnosen auf die Ursache der Krankheit stoßen würde.

Der Arzt hörte sich meine Schilderungen ruhig an, fragte noch einmal nach der Stelle und der Art der Schmerzen, untersuchte mich aber nicht. Ich fragte, ob er es sich erklären könne, weshalb ich sowohl im Bauch als auch am Rücken Schmerzen hätte. Er meinte, Oberbauchschmerzen strahlten nach hinten aus.

Ich suchte seine Praxis in den folgenden Wochen etwa zehnmal auf, und er injizierte mir Vitamine, Calcium und andere aufbauende Mittel. Er verschrieb mir auch regelmäßig Schmerzmittel, so daß ich finanziell ein wenig entlastet wurde. Ich erklärte ihm, daß ich etwa das Doppelte oder das Dreifache der von ihm verschriebenen Menge verbrauche. Er notierte »Schmerzmittelabusus« und erwiderte, soviel könne ein Arzt guten Gewissens nicht verschreiben.

Mein Zustand verschlimmerte sich weiter; ich hatte inzwischen zehn Kilo abgenommen. Regelmäßig erschien ich zu den Injektionen. Ich hatte mit einem Fixer zu der Zeit wahrscheinlich einiges gemeinsam. Ständig geriet ich unter Druck, wie ich mir meinen »Stoff« beschaffen könnte und daß ich ja jederzeit etwas verfügbar hätte. Außerdem mußte die Sprechstundenhilfe immer neue Einspritzstellen suchen. Meine Oberarme waren mit roten Punkten übersät. Jetzt fehlt eigentlich nur noch die Beschaffungskriminalität, dachte ich.

Ich hatte mir inzwischen zwei Kissen gekauft, denn ich nächtigte nunmehr auf einem Sofa, nicht mehr halb sitzend, sondern ganz aufrecht. Die Sofakissen steckte ich mir ins Kreuz. Mein Einschlafzeremoniell gestaltete sich folgendermaßen: Ich nahm drei Zäpfchen, etwa sechs Schmerztabletten, rührte mir ein Glas Wasser mit einigen Schlucken Novalgin an und spülte dann einige Talcid (Antacidum) hinunter, denn ich spürte, daß sich mein Magen durch übermäßige Säurebildung gegen die Drogen zu wehren begann. Ich war immer in Angst, daß ich mich beim Trinken des Novalginwassers verschlucken könnte. Das hätte das Einschlafen um Stunden hinausgezögert und die Schmerzmittelration erhöht.

Ich setzte mich dann auf das Sofa und wartete auf den Schlaf. Wenn ich alles richtig gemacht hatte, schlief ich meistens bald ein, da ich wegen der Schmerzanfälle, die ich tagsüber hatte, ständig erschöpft und schlafbereit war. Ich hätte nie geglaubt, daß ich aufrecht sitzend schlafen könnte. Wahrscheinlich kann ein Mensch in jeder Position schlafen, wenn er nur müde genug ist. So verlief der harmonische Einschlafritus. Weniger harmonisch war es für mich, wenn ich mich einmal verschluckte oder im Halbschlaf gähnte, so daß sich der Brustkorb dehnte. Dann schoß mir der Schmerz in den Oberkörper, und ich benutzte die Sofakissen als Schalldämpfer. Ich preßte sie mir auf den Mund, damit die Nachbarn mein Wimmern und Jammern nicht hörten. Manchmal biß ich auch ins Kissen, um die Schmerzattacke besser durchzustehen. War dann der Anfall nach etwa zwei Stunden abgeklungen, ließ ich mich im Zeitlupentempo auf meinem Sofa nieder, noch mehr auf der Hut, nicht wieder zu husten, zu gähnen oder zu niesen.

Wenn ich dann so dahockte, gedopt und erschöpft, überlegte ich, was mir eigentlich an Lebenswertem noch geblieben war. Wofür lohnte es sich für mich zu existieren? Für einige Augenblicke Schmerzfreiheit täglich? Mit Freiheit hatte der Zustand nichts zu tun. Ich hatte eben zeitweise keine Schmerzattacke – eine Phase, die mein Körper zum Verschnaufen brauchte, die ich mir hart erkämpfen mußte, die dann aber bald vorüber war.

Ich überlegte mir zum ersten Mal sehr sachlich das Für und Wider eines Selbstmords. Mehr Schmerzen könnte ich nicht aushalten, dachte ich. Es war Frühjahr 1986. Sollte sich bis zum Sommer nichts verändert haben, so würde ich mir über eine Apotheke in der Türkei Tabletten beschaffen.

Nachdem ich den Arzt etliche Male aufgesucht hatte und eher eine Verschlechterung eingetreten war, versuchte ich, ihn nochmals von der Notwendigkeit von Untersuchungen zu überzeugen. Ich brachte die Rückenschmerzen zur Sprache und schlug sie als Ausgangspunkt für eine neue Diagnostik vor. Der Arzt deutete sie erneut als Oberbauchschmerzen, die nach hinten ausstrahlten, und lehnte weitere Untersuchungen ab. Er wolle mir aber eine sogenannte Depotspritze geben. Eine Injektion, die eine Woche anhielte und bei der ich mich »zusammenreißen« müßte. Auf die Frage, was er mir spritzen wolle, antwortete er, es sei etwas, das den gesamten Organismus beruhige. Etwas, das zeigen könnte, ob meine Beschwerden psychogener Natur seien. Ich willigte sofort ein, denn schlimmer werden konnte mein Zustand meiner Vorstellung nach eigentlich nicht mehr.

Nach der Injektion war ich sehr müde, und mein Körper

wurde schwer. Ich hatte Mühe, die Augen aufzuhalten, und mein Reaktionsvermögen war verlangsamt. In der Schule hatte ich große Schwierigkeiten, mich zu konzentrieren. Ich zeigte keinerlei geistige Flexibilität mehr, aber die Schmerzen blieben unverändert stark. Die Furcht, überall einschlafen zu können, in der U-Bahn, auf der Straße und am Arbeitsplatz, hatte einen gewissen Ablenkungseffekt. Ich begann schon fast, mich an den Zustand zu gewöhnen, als ich am nächsten Tag seltsame Zuckungen verspürte, begleitet von Schüttelbewegungen und einer Steifheit der Arme. Der Kopf drehte sich ständig nach hinten. Ich hatte kaum noch Gewalt über meinen Körper, vor allem über meinen Kopf, die Augen- und Mundbewegungen.

Die große Angst, die mich jetzt befiel, ließ Herzklopfen und Körperzuckungen noch heftiger werden. Ich versuchte, den nahegelegenen Taxistand zu erreichen. Ich mußte so schnell wie möglich zu dem Arzt, bevor mein Zustand gänzlich außer Kontrolle geriet. Meine Glieder zuckten, und mein Kopf verdrehte sich dermaßen, daß ich nicht mehr geradeaus schauen konnte. Mit den Armen rudernd, hielt ich einigermaßen das Gleichgewicht. Mir war schrecklich zumute. Bisher war mein Zustand zwar erbärmlich, aber immerhin noch berechenbar gewesen.

Die Passanten auf der Straße starrten mich schamlos an. Endlich erreichte ich den Taxistand; ein Fahrer half mir beim Einsteigen. Ich hatte Mühe, mein Fahrziel zu nennen, das Artikulieren war mir kaum noch möglich.

Der Arzt schien nicht verwundert. Ich solle im Wartezimmer Platz nehmen, bedeutete er mir. Er ließ sich Zeit – schließlich war ich unangemeldet gekommen. Endlich ließ er mich ins Sprechzimmer rufen und gab mir eine schon vorbereitete Spritze, die die teuflische Wirkung der Depotinjektion aufhob. Innerhalb von wenigen Minuten hatte ich meine Glieder unter Kontrolle, und auch mein Kopf gehorchte mir wieder. Der Arzt ging nicht weiter auf mich ein, bemerkte lapidar, »das kann vorkommen«, und verschwand. Ich sollte mich im Labor der Praxis noch eine Weile ausruhen. Ich nutzte die Gelegenheit, mit der jungen Sprechstundenhilfe über den Vorfall zu sprechen. Sie zeigte mir schließlich die Karte des Arztes: »Psychogene Bauch-schmerzen, funktionelle Beschwerden, Frühdyskinesen und medikamentöses Parkinsonoid«.

Der Arzt hatte mir ein starkes Psychopharmakon gespritzt, das als Nebenwirkung das Parkinsonsche Syndrom ausge-löst hatte. Die Parkinsonsche Krankheit (Schüttellähmung) ist eine Störung des Zentralnervensystems, verbunden mit zitternder Unruhe, Steifheit in den Armen und Beinen und unkontrollierten Schüttelbewegungen. Ein vorgeneigter Oberkörper, Speichelfluß und maskenhafte Unbeweglich-keit des Gesichts gehören zum Krankheitsbild.

Der Arzt hatte meine Beschwerden offenbar als »psycho-gen« und »funktionell« eingestuft und mir obendrein die Symptome einer neuen Krankheit injiziert. Ich begann all-mählich, die Ärzte zu hassen.

Maus und Schlange – Bioenergetik

In welchem Zusammenhang stehen Körper und Seele? Der Bioenergetiker geht davon aus, daß alle körperlichen und seelischen Vorgänge nur verschiedene Ausdrucksformen eines einzigen, einheitlichen Lebensprozesses sind. Psychische Krankheiten äußern sich nicht nur in bestimmten Verhaltensweisen, sondern auch in Körperhaltung, Stimme, Mimik und Atmungsweise. Sinn und Ziel der Therapie ist es deshalb, Fehlsteuerungen nicht nur zu analysieren, sondern ihre körperlichen Anzeichen zu behandeln, um so auf den inneren Heilungsprozeß von außen einzuwirken. Sobald sich der Mensch seines Körpers wirklich bewußt wird, mit ihm »arbeitet«, ihn »erlebt«, gewinnt er ein völlig neues Verhältnis zu sich selbst und wird auch Angstzustände und Streßsituationen überwinden.

Die Bioenergetik bewirkt durch harmonische Kommunikation von Bewegung und Empfindung, Denken und Handeln jene Lebensbalance, deren Verlust so viele Menschen beklagen.

Von meiner Schwester bekam ich einen Brief, in dem sie so die Therapieform der Bioenergetik empfahl. Gleichzeitig schickte sie mir das Buch »Bioenergetik« von Alexander Lowen, dem Hauptvertreter dieser Richtung.

Da ich mir fürs erste vorgenommen hatte, auf keinen Fall zu einem Arzt zu gehen, ich aber durch die sich ständig verschlimmernden Schmerzen gezwungen war, etwas zu unternehmen, kam mir dieser Ratschlag gelegen. Ich war zwar weit davon entfernt, meine Beschwerden als psychogen anzusehen, wußte aber einfach keinen Ausweg. Da Bioenergetiker gerade auf körperliche Beschwerden in der Therapie eingehen, sie also nicht als Symptome begreifen, die von selbst verschwinden, wenn dem eigentlichen Problem analytisch auf den Grund gegangen wird, entschied ich mich für diese Therapieform.

Nun war die Schwierigkeit, einen Bioenergetiker zu finden.

Es gab zu dieser Zeit in München sehr wenige, schon gar nicht mit Kassenzulassung. Sie waren auf Jahre ausgebucht. Ich erhielt von der Akademie für Psychoanalyse eine Liste und begann systematisch zu telefonieren. Es wurden mir Wartezeiten bis zu drei Jahren genannt. Entmutigt gab ich auf.

Dann erreichte mich der Anruf eines Bioenergetikers, den mir meine Schwester vermittelt hatte. Nachdem er meine Schilderungen über die Beschwerden angehört hatte, gab er mir recht bald einen Termin für zwei Stunden. Er machte mir bereits telefonisch klar, daß er wöchentlich zweistündige Sitzungen mit seinen Klienten abzuhalten pflege. Ich war nun vom Patienten zum Klienten geworden und hoffte stark, daß diese formale Veränderung auch eine praktische zur Folge haben würde.

Er hatte seine Praxis in einem ausgebauten Dachgeschoß einer Villa mit Garten in einem Münchner Vorort. Ich hatte mir meine Medikamentenration so verabreicht, daß ich zwei Stunden Therapie einschließlich Anfahrt und Rückweg nach Hause einigermaßen überstehen mußte.

Ich betrat den großen Raum im Dachgeschoß, in dem sich außer einem ausgelegten Teppich, einem riesigen Bett mit vielen Kissen, einem großen Badehandtuch und einem Stuhl nichts weiter befand. Der Therapeut stellte sich mir kurz vor, wollte von mir allerdings nichts mehr über meine Beschwerden erfahren. Er forderte mich auf, mich bis auf die Unterhose auszuziehen und mich neben ihn auf das Bett zu legen. Ich zog mich aus, erklärte aber sofort, daß ich nicht in der Lage sei, mich flach hinzulegen. So setzte ich mich auf den Stuhl, immer auf der Hut, mich nicht anzulehnen, damit mir die Lehne nicht auf die Wirbelsäule drücke. Ich war ohnehin geschwächt von den letzten Monaten, von Schlaflosigkeit, Tablettenkonsum und Unterernährung, und als ich so halbnackt dasaß, hatte ich einfach Angst, ich würde die Situation nicht überstehen, könnte umfallen, mich übergeben, weinen, schreien oder sterben. Schließlich war die Befriedigung meiner Grundbedürfnisse wie Essen und Schlafen, ja einfach bloß Existieren, für mich mit einem Höchstmaß an Anstrengungen verbunden, so daß von mir in dieser Zeit darüber hinaus absolut nichts hätte verlangt werden können. Die Steifheit und Bewegungslosigkeit meines Körpers, die Vorsicht vor falschen Bewegungen, die eine Schmerzattacke ausgelöst hätten, und natürlich eine gewisse Aufregung, was mich in der ersten Therapiestunde meines Lebens alles erwarten könnte, die stickige Luft in der Dachwohnung bei geschlossenen Fenstern, all das trieb mir den Schweiß aus den Poren. Er rann mir aus den Achselhöhlen auf meine nackten Beine und tropfte auf den Boden. Von der Stirn lief er mir in die Augen.

Der Therapeut hatte es sich auf dem Bett bequem gemacht und beobachtete mich, ohne zu sprechen, sehr eingehend. Mich verunsicherte die Situation, und ich versuchte zu erzählen, was ich durchzumachen hatte. Er blockte mich ab und meinte: »Wir wollen mal sehen, was dein Körper so macht!«

Er ließ mich dann aufstehen. Mir lief der Schweiß über den ganzen Körper auf die Füße. Er beobachtete meine Körperhaltung und schwieg weiter. Als ich spürte, wie trotz der Medikamente eine Schmerzattacke einsetzte, stöhnte ich, daß ich keine Kraft mehr hätte. Je eher wir diesen Zustand erreichten, desto besser, meinte der Therapeut. Die Abwehrhaltung müßte geschwächt werden, so daß ich endlich mit dem »rauskomme«, was mich quält. Ich erwiderte ihm, daß ich mit nichts hinter dem Berg halte, daß ich einfach brutale Schmerzen habe und nicht wisse, warum. Er stand auf, ging ein paarmal um mich herum und fragte mich, ob ich schon einmal eine Maus beobachtet hätte, die Todesängste ausstehe, weil die Schlange sich bereits aufgerichtet habe, um sie im nächsten Augenblick zu verschlingen. Natürlich kenne ich die Situation. Ich hatte selbst eine Schlange, die ich mit lebenden Mäusen füttern mußte. Ich verstand nicht, was dieses Beispiel mit meinen Schmerzen zu tun haben sollte. Der Therapeut brach sein Schweigen. Er wisse jetzt ganz klar, was mit mir los sei. Die Ursache für alles sei eindeutig die Angst. Meine Körperhaltung und vor allem der Schweiß verrieten eindeutig – ANGST. Ich hätte vor allem Angst, besonders jetzt vor ihm. Er symbolisiere die Umwelt. Die zitternde Maus sei natürlich ich selbst. Ich wollte widersprechen, meine Beschwerden erklären, erzählen, was sich bisher bei mir abgespielt hatte. Er ließ mich nicht zu Wort kommen. Ich stand halbnackt da, zitternd und schwitzend, mit unglaublichen Schmerzen, bei geschlossenen Fenstern und stickiger Luft. Der Mann redete in beschwörender Weise mit belehrendem Ton auf mich ein.

Ich faßte den Entschluß, mich anzuziehen und so schnell wie möglich zu gehen. Er stellte sich mir in den Weg und meinte, wer sich auf eine Therapie einließe, müsse die Kraft haben, sie zu Ende zu führen. Ich beteuerte, daß ich die Kraft nicht hätte und daß ich schnellstens Schmerztabletten nehmen müsse. Er redete weiter auf mich ein, ich würde noch von der Schlange gefressen werden, wenn ich mich nicht endlich einmal meiner eigenen Angst stellte.

Er hinderte mich nicht mehr am Ankleiden, meinte, bei dieser immensen Abwehr sei mein Zustand kein Wunder, gab mir einen neuen Termin, und ich versuchte so schnell wie es mir eben möglich war, die Stufen zum Ausgang hinunterzukommen. Auf dem Weg zur Straßenbahnhaltestelle hatte ich das Gefühl, ohnmächtig zu werden. Ich nahm einen Schluck Novalgin und mußte mich mit aller Kraft dazu zwingen, mich nicht zu übergeben. An der Haltestelle angekommen, fragte mich eine ältere Frau, ob sie mir beim Einsteigen behilflich sein könnte. Ich fühlte mich so elend und erniedrigt. Zum ersten Mal war ich psychisch gequält worden, so daß mir die Kraft fehlte, die körperlichen Qualen zu ertragen. Ich war an einem Tiefpunkt angelangt.

In den folgenden Tagen fühlte ich mich völlig demoralisiert und gebrochen. Hatte ich bisher immer noch ein gewisses Maß an innerer Kraft, die ständigen Schmerzen auszuhalten und zu hoffen, war ich durch diese Therapiestunde an einem Punkt der völligen Depression angelangt.

Ich telefonierte mit meiner Schwester, die mir den Bioenergetiker empfohlen hatte. Sie riet mir, noch ein paarmal hinzugehen. Dann würde sich zeigen, ob die Therapie nicht doch etwas zum Besseren verändern könnte. Damit war für mich eindeutig, daß mich meine Umgebung für psychisch krank hielt. Ich war von Zweifeln geplagt. Schließlich wollte und mußte ich aus diesem Elend heraus. Ich würde auch einen hohen Preis zahlen, allerdings müßten es der richtige Weg und der richtige Ansatzpunkt sein. Die Nächte vor dem nächsten Termin schlief ich überhaupt nicht mehr. Dadurch war ich so geschwächt, daß ich mir nicht mehr zutraute, den Weg zur Straßenbahn zu schaffen. Ich rief den Therapeuten an und schilderte ihm die Situation. Er meinte, es sei eine ausgezeichnete Ausgangslage. Wenn ich so geschwächt sei, dann sei meine Abwehr ebenso geschwächt, und man könne die Ursache des Übels finden. Er setzte mich unter Druck und beharrte, wenn ich jetzt nicht käme, könnte ich die Therapie aufgeben. Ich würde einmal mehr von der Schlange gefressen werden. Ich erklärte ihm, daß es mir lieber wäre, wenn ich statt zwei Stunden wöchentlich mehrmals die Woche kommen könnte. Da würde ich mich besser aufgehoben fühlen. Das lehnte er sofort ab. Ich fragte ihn, was er täte, wenn ich beispielsweise am Wochenende Selbstmord verübte. Das vereinbarten wir am besten gleich jetzt, war die Antwort, daß ich mir nichts antun dürfe. Täte ich es doch, geschähe das allein in meiner Verantwortung.

Ich hatte das Gefühl, daß mehrmalige Therapiestunden wöchentlich eine gewisse Kontinuität garantierten und ich mich mit eventuellen emotionalen Eruptionen nicht eine Woche alleingelassen fühlen müßte. Das interessierte den Bioenergetiker nicht. Obwohl er mich mehrmals telefonisch unter Druck setzte, brach ich die Therapie ab.

Zwar war mir in meiner Not nicht geholfen worden, im Gegenteil, ich hatte unter den psychischen Auswirkungen zu leiden, aber mein gesunder Menschenverstand hatte sich durchgesetzt. Mir war rechtzeitig klargeworden, daß ich mich vor Schlimmerem schützen mußte. Die Aufgabe eines Therapeuten besteht darin, Menschen zu helfen, nicht sie zu quälen. Bei aller Unsicherheit meiner psychischen und physischen Situation war mir dieser Zusammenhang bewußt geblieben.

Dem Bioenergetiker schrieb ich einen Brief, in dem ich

meine Gedanken sehr klar darlegte. Als prompte Antwort erhielt ich kommentarlos eine Rechnung von einigen hundert Mark. Ich beschloß, die Rechnung nicht zu zahlen. Nach mehreren Zahlungserinnerungen gab er auf. Diesen kleinen Kampf wenigstens hatte ich gewonnen. Die Schmerzen steigerten sich jedoch noch weiter.

Die Psyche schreit

Die Tage und vor allem die Nächte wurden für mich immer anstrengender. Zu der gewohnten Steifheit und Bewegungslosigkeit kam eine weitere Schwierigkeit hinzu. Die Anstrengung, die ich unternehmen mußte, um vom Sitzen in den Stand zu kommen, löste inzwischen Schmerzanfälle aus. Hatte ich es bisher geschafft, bei stocksteifer Haltung des Oberkörpers beispielsweise von einem Stuhl vorsichtig aufzustehen, so löste jetzt dieser Wechsel der Körperhaltung regelmäßig eine Schmerzattacke aus, von Herzklopfen begleitet. Von nun an wechselte ich so vorsichtig wie irgend möglich die Körperstellungen, um Anfälle zu vermeiden. Es war jedoch unmöglich geworden.

Wie ein Stehaufmännchen versuchte ich, mit der neuen körperlichen Einschränkung fertig zu werden, indem ich mich so selten wie möglich setzte. An meinem Arbeitsplatz in der Schule konnte ich, ohne aufzufallen, auch in den Pausen stehen, es ermüdete mich nur sehr. In der U-Bahn ist Stehen ebenfalls nichts Ungewöhnliches. Obwohl ich mich nach einem Unterrichtstag, an dem ich nicht eine einzige Sekunde gesessen hatte, nach einer Sitzgelegenheit sehnte, konnte ich mit der neuen Schwierigkeit verhältnismäßig gut zurechtkommen. Zu Hause legte ich den Koffer meines Akkordeons auf einen Tisch und stellte mich zum Lesen, Schreiben und vor allem zum Essen vor das so entstandene Pult. Bei Arztbesuchen stand ich im Wartezimmer sinnend am Fenster, oder ich täuschte reges Interesse an irgendeinem Bild an der Wand vor, das ich mir dann oft recht lange ansehen mußte.
Ein Bekannter, der mich aufsuchte, als ich gerade stehend Unterrichtsvorbereitungen erledigte, war erschüttert. Er sei gekommen, um mit mir offen zu sprechen. Ich war auf alles gefaßt und forderte ihn auf, sich zu äußern. Er gab mir den Rat, keine weitere Zeit darauf zu verschwenden, die Ursa-

chen der Beschwerden zu erforschen. Das sei verlorene Mühe. Ich solle allein die Psyche in den Vordergrund stellen. »Deine Psyche schreit und schreit«, meinte er, das Warum sei unerheblich, nur daß sie schreie, das sei wichtig. »Sie schreit, deine Psyche, und du hörst sie nicht!« Diese Äußerungen über meine schreiende Psyche mochten gut gemeint sein, doch was konnte ich damit anfangen?

Ich gab mir alle Mühe, so wenig Anlaß wie möglich für Redereien über meine ungewöhnlichen Verhaltensweisen zu geben. Ich merkte, daß es mir wichtig wurde zu wissen, was die Mitmenschen über mich dachten. Grund dafür war vor allem meine eigene Unsicherheit, ich wußte nicht, was ich selbst von mir und diesem erbärmlichen Zustand halten sollte. Ich beobachtete zunehmend eine gewisse Irrationalität an mir. Meine bisherigen Maßstäbe für das, was ich tun und lassen könnte, was gut und schlecht, richtig und falsch sei, was Spaß mache und unangenehm sei, eben die Regeln, nach denen man mehr oder weniger bewußt den Alltag bewältigt, all das begann sich zu verwischen. Zwangsvorstellungen plagten mich allmählich in groteskem Maße. Wenn ein Gewitter aufzog, aber nicht eindeutig war, ob es nun mit Regen und Hagel niedergehen würde, sagte ich zu mir selbst: »Regnet es innerhalb der nächsten halben Stunde, so wird die Ursache meiner Schmerzen bald gefunden, und ich habe alles überstanden. Regnet es aber nicht, so bin ich gezwungen, dieses qualvolle Leben fortzusetzen, bis ich wahnsinnig werde. Das Ende ist dann eine Nervenheilanstalt.« Natürlich war mir immer klar, daß diese Vorstellungen jeder Logik entbehrten. Trotzdem konnte ich mich dagegen meistens nicht wehren. Schließlich hatte die bisherige Rationalität, die Wissenschaftlichkeit der Medizin, meinen Zustand nicht erklären können. Nun rächte sich mein Geist mit abergläubischen Vorstellungen. Ich bekam Angst, allmählich schizophren zu werden.

Trotz meiner Geldknappheit kaufte ich mir ein Heizkissen, das ich mir bei meinem nächtlichen Sitzen zwischen Rücken und Sofakissen legte. Eine Wärmflasche kam auf den

Bauch, da, wo die Schmerzen am stärksten waren. Eines Abends füllte ich die Wärmflasche mit zu heißem Wasser, fiel vor Erschöpfung aber in einen Tiefschlaf und merkte nicht, daß ich mir den Bauch verbrannte. Am nächsten Morgen wachte ich mit brennenden Schmerzen auf – eine zusätzliche Leidensvariante. Ich sah mir die knallrote Haut an und wünschte mir die gleiche Eindeutigkeit bei den qualvollen anderen Schmerzen. Die Verbrennungen machten mich richtig zufrieden, waren sie doch ein verläßliches Zeichen dafür, daß mein Körper normale Reaktionen zeigte und daß kein Organ grundlos Schmerzen erzeugt. Der Vorfall bestätigte mich darin, daß die entscheidende, die erlösende Diagnose noch nicht gestellt worden war.

Psychoanalyse

Obgleich ich es mir schon abgewöhnt hatte, mit meinen verbliebenen Freunden und Bekannten über meine Beschwerden zu reden, kamen meine Probleme in Gesprächen immer wieder von selbst zur Sprache. Schließlich beherrschten die Schmerzen mein Leben, und ich hatte ihnen inzwischen alles untergeordnet: die Befriedigung meiner Grundbedürfnisse, mein Verhalten am Arbeitsplatz, die sozialen Kontakte, meine Geldausgaben und meine Freizeit, die von zeitraubenden Arztbesuchen bestimmt wurde. Leben konnte man diesen Zustand nicht mehr nennen. Es handelte sich eher um einen Kampf um ein einigermaßen erträgliches Überleben.

Wieder einmal wurden mir zwei Personen empfohlen, die für meine Beschwerden eine Lösung finden könnten. Ein bekannter Psychoanalytiker und ein Internist und Psychologe, der Psychotherapien verordnen konnte, so daß die Krankenkasse die Kosten übernahm.

Nachdem ich dem Psychoanalytiker meine Situation telefonisch zusammengefaßt hatte, erhielt ich für die gleiche Woche noch einen Termin. Er ließ mich in einem bequemen Stuhl Platz nehmen und sagte gar nichts. Viele Psychotherapeuten, so wußte ich inzwischen, ließen das Schweigen »wirken«. Sie blieben stumm und wollten ihre Klienten so dazu bewegen, von sich aus zu definieren, was sie erwarteten. Das ist Bestandteil der Therapie.

Als Patient oder Klient inzwischen mit reichlich Routine ausgestattet, gab ich eine halbstündige Zusammenfassung meiner Leidensgeschichte. Der Analytiker unterbrach mich kaum, beobachtete mich und gähnte regelmäßig. Er stellte ein paar Detailfragen und machte deutlich, daß er eine Analyse bei der Schwere meiner Symptome ablehnen müsse. Er mache eine Therapie, so erklärte er, von einer völligen und eindeutigen medizinischen Abklärung des Sachverhalts abhängig.

Mit dieser Haltung des Analytikers war ich sehr zufrieden, weil sie deutlich machte, daß an einer medizinischen Diagnose kein Weg vorbeiführte. Aus Büchern über Psychosomatik wußte ich, daß Beschwerden psychogener Natur klar definierbar waren. Diese Ansicht hatte der Psychoanalytiker durch sein Verhalten bestätigt.

Neue Runde im Teufelskreis –
Verhaltenstherapie

Was nützte mir die Bestätigung meines Standpunktes durch den Analytiker, ich befand mich in einem Teufelskreis. Die Ergebnislosigkeit der bisherigen Untersuchungen und die spürbare Ablehnung mancher Ärzte, weiterhin zu behandeln, bestärkten den Aspekt, die Ursachen meiner Beschwerden seien möglicherweise doch im seelischen Bereich zu suchen. Die Ansicht des Psychoanalytikers hingegen, meine Symptome sollten erst einmal medizinisch geklärt werden, bevor guten Gewissens eine Therapie begonnen werden könnte, ließen in mir starke Zweifel aufkommen. Schmerzen, mit welcher Ursache auch immer, müßten doch diagnostizierbar sein.

In dieser Zwiespältigkeit vereinbarte ich einen Termin bei dem Internisten, der zugleich als Psychologe praktizierte. Er beobachtete mich genau: wie ich im Wartezimmer stand, wie ich mich setzte, langsam und unter Schmerzen. Ich hatte einige Befunde mitgebracht, beteuerte aber, daß ich sie nicht ernst nähme, weil sie meine Schmerzen nicht erklärten. Der Arzt hingegen sah überhaupt keinen Grund, irgendwelche Untersuchungen zu veranlassen. Er fühlte sich von mir belästigt. Ich hatte inzwischen eine Sensibilität dafür entwickelt und spürte solche Stimmungen gleich. Einfach zu kompliziert, zu zeitaufwendig, mein Fall. Eine eindeutige Lungen- oder Blinddarmentzündung wären da viel produktiver gewesen. Aber diese Halbheiten bei mir. Ein Haufen Untersuchungen, ein bißchen Pankreas, ein wenig Ulcus und etwas Gastritis und dann noch eine Körperhaltung wie ein gebrechlicher Greis. Bei diesem Arzt hatte ich das Gefühl, er sei einfach zu faul. Ich beobachtete, wie er mit seiner gutaussehenden Sprechstundenhilfe flirtete. Wäre ich ein hübsches Mädchen gewesen, hätte ihn das möglicherweise motiviert, den Eid des Hippokrates ernst zu nehmen und wenigstens zu versuchen, meine Beschwerden seinen eigenen medizinischen Erfahrungen entsprechend einzuordnen. Er entledigte sich meiner dadurch, daß er mich an einen Verhaltenstherapeuten überwies, der sich meiner psychischen Probleme annehmen sollte.

Wieder einmal machte ich mich auf den Weg zu einem ausgebildeten Helfer. Ich hatte zwar wenig Hoffnung, daß mir der Verhaltenstherapeut bei der Lösung behilflich sein könnte, aber die Schmerzen ließen mir keine Ruhe, so daß ich gezwungen war, sämtliche Möglichkeiten wahrzunehmen.

Der Verhaltenstherapeut machte auf mich einen verkrampften Eindruck. Nervös fuchtelte er mit seinen verschwitzten Händen herum. Er machte in seinen Ausführungen die »Mutterbeziehung« für meine Beschwerden verantwortlich und vermied es, mir in die Augen zu sehen. Konfliktbeladene Eltern-Kind-Beziehungen haben mit Sicherheit auf die Psyche negative Auswirkungen. Mir erschien jedoch diese eigentlich banale Tatsache völlig ungeeignet, meinen qualvollen Zustand zu erklären. Ohne mich weiter zu äußern, verließ ich die Praxis des Therapeuten. Wenn ich schon keine Hilfe bekommen konnte, so wollte ich doch wenigstens keine Zeit verschwenden.

In der Absicht, über die erfolglose Therapie zu informieren, suchte ich den Internisten, der mich überwiesen hatte, nochmals auf. Nun empfahl er mir einen renommierten Schmerztherapeuten, der damit befaßt war, besonders für Krebskranke Systeme zur Bekämpfung von extremen Schmerzsituationen zu entwickeln. Das erschien mir seriöser, wenngleich ich mir von einer gründlichen Untersuchung mehr versprochen hätte.

Schmerztherapeut

Nach kurzer telefonischer Schilderung meiner Lage erhielt
ich wie meistens kurz darauf einen Termin. Ich merkte, daß
meine Beschreibungen am Telefon beeindruckend gewesen
sein mußten. Sie vermochten schon in den einen oder anderen Terminkalender Unordnung zu bringen. Ich wurde wegen der Schwere der Symptome öfter vorgezogen.
Der Therapeut wohnte im vierten Stock eines Schwabinger
Altbaus. Ich hatte Schwierigkeiten, die Treppen hinaufzu-
steigen. Ich klammerte mich ans Treppengeländer und
spürte, daß meine Glieder sich mehr und mehr versteif-
ten.
Als erstes wurde ich gefragt, weshalb ich so schwitze. So
erläuterte ich wieder einmal mein Befinden. Der Therapeut
schien beunruhigt. Er gab mir einen Stapel Unterlagen mit,
die ich regelmäßig innerhalb der nächsten Woche auszufül-
len hätte. Es handelte sich um Schaubilder der hinteren und
vorderen Seite des menschlichen Körpers, auf denen ich die
schmerzenden Stellen zu schraffieren hätte. Ebenso sollte
ich Uhrzeiten, Dauer und Ende der Schmerzintervalle notieren und meine seelische Verfassung vor und nach den
Schmerzattacken genau beschreiben. Zwar wurden dadurch
meine Schmerzen nicht gelindert, aber als der Schmerzthe-
rapeut mir erklärte, daß diese präzisen Beschreibungen
dazu dienten, die Beschwerden einzugrenzen und dadurch
möglicherweise den Ursachen auf den Grund zu kommen,
hatte ich immerhin das Gefühl, es mit einem ernsthaften
Mediziner zu tun zu haben. Als ich mich vom Sessel erhob,
stützte er mich und bot mir einen Stock an. Er verabschiedete mich sehr nachdenklich. In meiner Wirkung auf die
Umwelt war offensichtlich eine gewisse Veränderung eingetreten. Wünschte man mir in der Türkei beim letzten Urlaub
auf der Straße noch gute Besserung, so bot man mir inzwischen einen Stock an.
Ich machte meine »Hausaufgaben« und füllte regelmäßig

die Unterlagen aus. Ich stellte mich in meiner Wohnung vor mein selbstkonstruiertes Stehpult aus Tisch und Akkordeonkoffer und versuchte, mich auf die Details zu konzentrieren, die ich zu notieren hatte. Beim Vergleichen kam für mich nichts Neues zutage, ich erschrak aber über den immensen Schmerzmittelkonsum.

Unerwartet erhielt ich jetzt einen Brief von der Akademie für Psychoanalyse, an die ich mich vor mehreren Monaten einmal telefonisch gewandt hatte, mit einer Einladung zu einem Gespräch. Ich fuhr zu dem Termin und erklärte ausführlich meine augenblickliche Lage. Der Analytiker ließ meine Geschichte von einer Praktikantin mitschreiben. Ich erwartete von diesem Gespräch zwar nichts, wollte aber trotzdem die Gelegenheit nicht ungenutzt verstreichen lassen. Als ich sehr detailliert meine Geschwister-Beziehungen erläutern mußte, wurde mir klar, worauf es hinauslief. War es vor ein paar Tagen die Mutter, so mußten diesmal die Geschwister herhalten. Nach über einem Jahr höllischer Schmerzen empfand ich dieses Stereotyp, diesen Gemeinplatz von der Mutter-Kind- oder Geschwister-Beziehung als Ursache meiner Beschwerden als Zynismus. In diesem Moment hatte ich die Psychoanalyse abgeschrieben. Ich wollte keinen Psychotherapeuten mehr aufsuchen.

Durch die zunehmenden Schmerzen wurde mein Gang so unsicher, daß ich mich auf der Straße zu fürchten begann. Ich bekam Angst vor großen Kreuzungen und zu schnell anfahrenden Bussen. Ich verließ meine Wohnung nur noch, um zur Arbeit zu gehen. Die Tatsache, daß sich die Praxis des Schmerztherapeuten im vierten Stock eines Hauses ohne Aufzug befand, ließ mich wohl oder übel den Entschluß fassen, ihn nicht mehr aufzusuchen.

Psychosomatik

Am folgenden Tag erreichte mich der Anruf eines Studien-
kollegen. Er berichtete mir von einem Freund, der sein Me-
dizinstudium beendet und sich inzwischen als Arzt niederge-
lassen habe. Seinen Kollegen habe er über meine Situation
informiert, und er riet mir, ihn aufzusuchen. Er betonte, daß
sein Freund nach unkonventionellen Methoden vorgehe.
Vor ein paar Monaten noch hätte mich solch eine Nachricht
optimistisch gestimmt. Ich hätte voller Hoffnung dem Termin entgegengefiebert. Nach meinen Vorerfahrungen be-
dankte ich mich nur für diesen Tip und nahm mir vor, den
Mediziner aufzusuchen. Erwartungen hatte ich jedoch
keine.
In der neu eingerichteten Praxis des jungen Arztes kam mir
dann der Gedanke, daß ihm bestimmt die Erfahrungen zur
Diagnose meiner Beschwerden fehlten. Ich bedauerte den
jungen Mediziner, daß er ausgerechnet an mich geraten war.
Für den Start in sein Berufsleben hätte ihm ein simpler Grip-
pepatient gutgetan.
Er wirkte auf mich unsicher und fragte sehr zaghaft nach
meinem Befinden. Inzwischen beherrschte ich die verschiedenen Versionen meiner Geschichte. Die knapp zusammen-
fassende, die ausführliche, detaillierte und eine dramati-
sche, die manche Zuhörer schockierte. Ich hatte auch schon
eine gewisse Routine darin entwickelt, die Zuhörer zu beobachten und meine Beobachtungen zu interpretieren. Die
meisten Ärzte der letzten Monate gaben mir zur ausführlichen Version nicht die Möglichkeit, da sie oft ihre Patienten im Drei-Minuten-Rhythmus durchschleusten und keine
Zeit verlieren wollten. Nachdem ich berichtet hatte, daß ich
bei einigen Ärzten gewesen war, empfanden sie mich sogar
beim Erstbesuch als lästig. Dieser Arzt hatte noch Geduld
für die Langfassung und gab mir ein homöopathisches Mittel, in dem Potenzen von Silber enthalten sein sollten,
außerdem schrieb er mir einige Sätze zur Autosuggestion

auf. Ich sollte mehrmals täglich, jedenfalls immer dann, wenn die Schmerzen auftraten, mir laut und deutlich Sätze aufsagen wie: »Die Schmerzen gehen vorüber«, »Ich werde beschwerdefrei sein«, »Ich werde wieder normal leben können«. Er erklärte mir, daß es wissenschaftliche Beweise dafür gebe, wie stark autosuggestive Übungen wirken könnten. Außerdem machte er mit mir einige Atemübungen und riet mir, sie regelmäßig zu Hause zu wiederholen.

Ich zweifelte nicht an der Wirkung von Autosuggestion. Ebenso ließ mich das, was ich über Homöopathie, vor allem über die klassische nach Hahnemann, gelesen hatte, daran glauben. Ich war aber der Ansicht, daß ich eine schwere Krankheit entwickelte, die die Ärzte wegen ihres mangelnden Engagements nicht fanden. Deshalb schienen mir Autosuggestion und Atemübungen auch nicht der richtige Ansatz zur Behandlung.

Erwartungsgemäß trat keinerlei Besserung ein. Die Atemübungen verursachten sogar Schwindel und Verkrampfungen im Oberkörper. Ich war wieder so weit wie zuvor.

Zu den üblichen schier unerträglichen Schmerzen gesellte sich nun ein neues Symptom hinzu. Ich spürte ein Zittern und Durchblutungsstörungen in den Beinen. Außerdem waren meine Füße geschwollen. Wie schon früher, begann ich mich über die neuen Symptome zu freuen, anstatt beunruhigt zu sein. Neue Symptome erleichterten möglicherweise die von mir lang ersehnte richtige Diagnose. Ich überlegte fieberhaft, welchen Arzt ich aufsuchen könnte.

Die Wahl fiel diesmal auf einen Allgemeinmediziner, dessen Praxis sich in meinem Stadtteil befand. Ich nahm mir vor, so wenig wie möglich von den Voruntersuchungen zu erzählen, so daß der Arzt weitgehend unvorbelastet eine Diagnose stellen könnte. Dabei hatte ich nicht berücksichtigt, daß ich mit meinem Aussehen, meiner Körperhaltung und mit der Art, mich fortzubewegen, auf jeden, der mich zum ersten Mal sah, einen schockierenden Eindruck machte.

Zunächst wurde ich gefragt, weshalb ich im Wartezimmer nicht gesessen habe. Dann bemerkte der Arzt, daß meine Körperhaltung Rheuma und Depressionen verriete. Nun mußte ich wenigstens mit der knappen, sachlichen Version meiner Leidensgeschichte herausrücken. Ich war zu dem Zeitpunkt auch körperlich und besonders seelisch schon viel zu labil, um ein kleines Spiel zu spielen und die Voruntersuchungen zu verschweigen. Ich hatte das Gefühl, mit meiner Kraft am Ende zu sein.

Der Arzt wollte einige Untersuchungen vornehmen. Ich sollte mich dazu auf eine Liege legen, was ich natürlich ablehnen mußte. Daß ich beschwerdefrei flach auf dem Rükken liegen konnte, war inzwischen ein gutes Jahr her. Er betrachtete meinen Oberkörper, meine Wirbelsäule, horchte den Bauch und den Darm auf Geräusche hin ab. Dann ließ er ein Röntgenbild der Lunge anfertigen. Die Symptome an den Beinen konnte er nicht eindeutig erklären. Auch Blut- und Urinuntersuchungen ergaben nichts. Ich wünschte mir sehnlichst, den Grund für die Ursache meiner Beschwerden zu erfahren. Für ihn stand fest: psychosomatisch. Er wollte mich dafür gewinnen, wöchentlich regelmäßig zu Sitzungen zu erscheinen, in denen er autogenes Training durchführte.

Die Schwellung bildete sich von selbst zurück, die Gefühlsstörungen in den Beinen blieben. Meine Stimmung schwankte zwischen Verzweiflung und Wut. Ich fühlte mich elend und verkroch mich in meine Wohnung. Die folgenden Tage und vor allem die Nächte verliefen noch qualvoller als bisher. Ich überlegte, ob ich für einen Selbstmord genug Mut hätte. Eigentlich ist es keine Frage von Mut, sondern von der Stärke des Leidensdrucks, dachte ich.

Ich war physisch und psychisch am Ende. Ich hatte zu arbeiten aufhören müssen. Meine Kontakte waren beinahe alle abgebrochen. Ich konnte nirgendwo mehr mithalten. Was mich noch ein wenig am Leben festhalten ließ, war eine Portion Haß. Ich fühlte mich ungerecht behandelt. Ich schleppte ein Leiden mit mir herum, das nicht erkannt wurde und das mit Psychotherapie nicht zu kurieren war. Ich wollte mein Recht. Dieser Haß richtete sich mehr und mehr gegen bestimmte Ärzte, vor allem gegen moderne, »aufgeklärte« Ärzte, die viele Beschwerden für psychogen erklären. Ich glaube daran, daß alle körperlichen Leiden einen Zusammenhang mit der Psyche haben. Schließlich stellt der

Mensch eine Einheit aus Geist und Körper dar. Wenn aber ein Arzt aus Unfähigkeit und Bequemlichkeit körperliche Symptome für psychosomatisch erklärt, wird es gefährlich. Bei Magengeschwüren beispielsweise ist die Psyche fast immer beteiligt, aber das Magengeschwür muß erst einmal als solches diagnostiziert werden. Der Aspekt der Psychosomatik muß dann ein Teil der Therapie werden. Bei mir hingegen konnte die Ursache nicht gefunden werden, und die Diagnose wurde deshalb mit Begriffen wie psychogen verwässert. Beim letzten Arzt las ich auf der Karteikarte: »Schwere Depressionen und Lebensängste«. Ich konnte mich damit nicht abfinden.

Der eingebildete Kranke

Ich kam zu der Überzeugung, daß es sinnvoll wäre, mich in eine Klinik einweisen zu lassen. In modernen Krankenhäusern sind die verschiedenen Abteilungen unter einem Dach untergebracht, so daß eine Abklärung meiner Symptome unter mehreren Aspekten möglich wäre. Überdies fühlte ich mich lebensunfähig. Ich hatte das Bedürfnis, mich in die Hände von Fachleuten zu begeben, die Verantwortung für mich selbst abzugeben.

Für dieses Vorhaben benötigte ich eine ärztliche Einweisung. Nochmals begab ich mich in die Praxis des Arztes, den ich zuletzt aufgesucht hatte. »Verdacht auf Pankreatitis« gab er als Einweisungsgrund auf dem Überweisungsformular an. So landete ich in der Gastroenterologischen Abteilung einer Klinik.

»Sie wissen schon, daß Ihre Sache psychisch ist!« empfing mich die verantwortliche Schwester in der Aufnahme des Krankenhauses. Es stellte sich heraus, daß die Oberschwester über den Stationsarzt vom einweisenden Arzt telefonische Vorinformationen erhalten hatte. Eigentlich hätte ich in diesem Augenblick schon die Klinik verlassen können. Ich kam mir vor wie ein Angeklagter, dem ein faires Verfahren verweigert wird. Ich merkte, daß man Patienten, deren Beschwerden psychogen sein konnten, wie Hypochonder behandelte. Man sah sie als Simulanten an. Eine Assoziation mit »Verrücktsein« schien mir stets vorhanden. Ich konnte mich dagegen nicht wehren. Ich sprach mit dem Oberarzt sehr offen, merkte aber, daß er mich nicht sehr ernst nahm. Als ich auf meinen Schmerzmittelkonsum zu sprechen kam, war er schockiert und meinte, daß man es hier »mal ohne« versuchen wolle. Ich erschrak und malte mir einige Stunden ohne Tabletten aus. Er ordnete einige Routineuntersuchungen an. Gastroskopie, Sonographie, Blut- und Urinanalysen.

Die erste Nacht in der Klinik war schrecklich. Die Schmerzmittel, die ich mitgebracht hatte, wurden mir abgenommen. Mehrmals läutete ich nach dem Arzt, der Nachtdienst hatte. Das knappe Krankenhauspersonal ist vor allem nachts hoffnungslos überlastet. Es verging fast eine Stunde, ohne daß auf mein Klingeln reagiert worden wäre. Ich zerbrach mir den Kopf darüber, wie ich mir selbst helfen könnte. Hätte ich mir nur mein »Sitzbett« konstruieren können. Zwar ließ sich das Kopfteil des Bettes mit Hilfe eines Hebels erhöhen, doch nicht genügend, um aufrecht sitzen zu können. Einmal erschien sogar eine Nachtschwester und stellte das Kopfteil zurück in die flache Lage, mit der Bemerkung, so könne niemand schlafen.

Der diensthabende Arzt zeigte sich sehr ungehalten, gab mir aber mehrmals Zäpfchen. Sie zeigten keinerlei Wirkung. Wie ich später in den Klinikunterlagen entdeckte, hatte man bei mir angeordnet: »Mit Placebo versuchen.« Ich bewegte mich stundenlang im dunklen Zimmer hin und her und hatte ständig Schweißausbrüche. Die Schmerzen machten mich rasend. Außerdem wurde mit mir gleichzeitig ja auch noch ein Schmerzmittelentzug durchgeführt. Nach etwa vier Stunden war ich vor Erschöpfung derart geschwächt, daß ich mich im Bad einschloß und in einer Ecke kniete, den Kopf gegen die Kacheln gelehnt. Der Schlaf übermannte mich, die Schmerzen weckten mich wieder, das ging eine Weile so. Schließlich mußte ich einfach noch mal nach dem Arzt läuten. »Sie geben wohl erst Ruhe, wenn Sie Morphium bekommen!« sagte er gereizt. Er redete davon, daß es außer mir noch andere Patienten gebe, daß ich mich zusammennehmen solle.

Er holte dann einen Kollegen herbei und beriet mit ihm, was mit mir zu tun sei. Der Kollege tastete meinen Bauch ab und meinte, jemand, der an Gastritis oder Pankreatitis leide, habe einen harten, verkrampften Bauch. Meiner hingegen sei weich und entspannt. Ein weiterer Beweis dafür, daß ich simuliere. Diese Feststellung war eine wirkliche ärztliche Leistung. Anstatt die Symptome richtig zu deuten, entlarvte man mich als Querulanten und Psychopathen, Gastritis und Pankreatitis waren Verlegenheitsdiagnosen, die schon vorher widerlegt worden waren. Mein Verhalten in dieser Klinik wurde jetzt jedoch mit dem Maßstab dieser ärztlichen Fehldiagnose gemessen.

Irgendwann am Morgen muß ich vor Erschöpfung eingeschlafen sein. Ich kauerte vor der Toilette, die Kloschüssel in den Armen. Eine Krankenschwester öffnete die von mir verriegelte Tür mit einem Nachschlüssel und schüttelte mich heftig an den Schultern. Offenbar hatte sie geglaubt, mir sei irgend etwas passiert oder ich hätte mir etwas angetan.

Der folgende Tag verlief so qualvoll wie die Nacht. Zum dritten Mal wurde eine Magenspiegelung vorgenommen. Als ich aus der Narkose erwachte, lag ich zu meinem Entsetzen auf dem Rücken. Der Schmerz war so grauenvoll, daß ich nach Schmerzmitteln winselte. »Ach, Sie schon wieder!« Jeder schien über den neuen Psychopathen Bescheid zu wissen. Am Nachmittag erschien der Stationsarzt und informierte mich darüber, daß alle Untersuchungen ohne Befund seien. Das wunderte mich nun gar nicht, schließlich war ja nichts Neues hinzugekommen, die Untersuchungen waren alle schon vorher gemacht worden. Ich wies ihn darauf hin, daß bei den diagnostischen Maßnahmen Wirbelsäule und Rücken nicht einbezogen worden waren. Der Arzt entgegnete, man könne Untersuchungen gerade in einem modernen Krankenhaus endlos lange fortsetzen, er sei der festen Überzeugung, daß ich in psychiatrische Behandlung gehöre. Er bot sich an, mir eine Einweisung in eine entsprechende Klinik auszustellen. Ich bekam es mit der Angst zu tun, denn ich wußte, daß man bei uns leichter in die Psychiatrie rein- als rauskommt. Außerdem war ich nach wie vor felsenfest davon überzeugt, daß es sich die Ärzte zu leicht gemacht und bisher falsche Diagnosen gestellt hatten. Die Einweisung in eine Nervenklinik wollte ich also mit allen Kräften, die mir noch geblieben waren, verhindern. Der Arzt blieb hartnäckig. Nun schwitzte ich mehr vor Angst als vor Schmerzen. Ich überlegte fieberhaft, wie ich den ehrgeizigen Arzt von seinem Vorhaben abbringen könnte. Ein mit mir befreundeter Arzt, der in einer psychosomatischen Klinik für Naturheilweisen arbeite, sei bereits bemüht, für mich dort ein freies Bett zu bekommen, log ich deshalb. Ich bestätigte den Stationsarzt in seiner Ansicht, mir könne nur noch die Therapie in einer Nervenklinik helfen. Nur lege ich Wert darauf, nicht mit gewöhnlichen Medikamenten und Psychopharmaka, sondern mit natürlichen Heilmitteln behandelt zu werden. Diese Lüge lag im Trend der Zeit und zeigte ihre Wirkung. Der Arzt ließ vom Überweisungsplan ab. Er gab mir ein Entlassungsschreiben »für den Hausarzt«, auf dem er vermerkte: »Der Patient wird sich in eine psychosomatische Klinik in Behandlung begeben.«

Ich mußte noch eine Nacht in der Klinik verbringen, um auf die Ergebnisse einer weiteren Blutuntersuchung zu warten. Von Besuchern hatte ich mir inzwischen genügend Schmerzmittel bringen lassen, da ich aber in diesem Klinikbett nicht aufrecht sitzen konnte, wurde ich trotzdem die ganze Nacht von Schmerzattacken gequält. Wieder verbrachte ich die Nacht, das heißt, ein paar erschöpfte Stunden im Morgengrauen, im Badezimmer kniend, in enger Umarmung der Toilette.

Mit zittrigen Knien verließ ich am nächsten Vormittag die Klinik. Mein Gepäck brachte meine Schwester in meine Wohnung, weil ich zu schwach war, es selbst zu tragen. Ich besorgte mir als erstes ein reichhaltiges Sortiment an Schmerzmitteln. Dann setzte ich mich »gedopt« auf mein Spezialbett, von Heizkissen und Wärmflasche umgeben, und schlief vor Erschöpfung den ganzen Tag und die Nacht durch.

Umgebungswechsel II

Ohne die Arbeit wurde mein Leben etwas ruhiger. Ich hatte mich einer Streßsituation entledigt, wenngleich sich meine Lage nicht verbesserte. Ich arbeitete nicht mehr, weil mir die Kraft fehlte, mich auf den Beinen zu halten. Außerdem fürchtete ich inzwischen den Anfahrtsweg. Für mich war eine simple U-Bahn-Fahrt zu einem beschwerlichen, enormen Ereignis geworden. Wenn die Rolltreppe nicht funktionierte, löste das Treppensteigen im Rhythmus des schlagenden Herzens einen pulsierenden Schmerz aus. Überdies war das ständige Stehen zu einer Anstrengung geworden, die einfach nicht mehr zu bewältigen war.

Meine Schwester besuchte mich und schlug mir vor, gemeinsam in der Türkei Urlaub zu machen. Zunächst zögerte ich, nicht nur wegen finanzieller Erwägungen. Ich traute mir nicht einmal mehr eine bequeme U-Bahn-Fahrt zu. Wie sollte ich da den Strapazen einer Auslandsreise gewachsen sein? Da ich aber aus meinem Teufelskreis ohnehin nicht herauskam und keinerlei Vorstellung mehr hatte, wie ich meine gesundheitlichen Probleme lösen könnte, würde ein Türkeiaufenthalt meine Lage zumindest nicht verschlechtern, überlegte ich. Vielleicht würde mir die Fürsorge meiner Schwester guttun. Ich stimmte zu.

Unter starkem Tabletteneinfluß saß ich dann im Flugzeug, und nachdem ich noch den von der Fluggesellschaft spendierten Sherry getrunken hatte, schwand mein Realitätsbewußtsein völlig. Nach der Landung in Izmir schlug uns eine unerträgliche Hitze von gut vierzig Grad entgegen. Im Flughafengebäude, das keine Klimaanlage hatte und mehr einer Lagerhalle glich, mußten wir etwa zwei Stunden auf das Gepäck warten. Als heftige Schmerzen einsetzten, begann ich meinen Entschluß zu bereuen.

Meine Hoffnung konzentrierte sich auf die türkischen Apotheken. Sie stellen eine wahre Fundgrube für Medikamentenabhängige dar. Der pharmazeutische Markt wird von den größten deutschen Chemiekonzernen kontrolliert. Medikamente, die in der Bundesrepublik vom Bundesgesundheitsministerium als »gesundheitsschädlich« eingestuft und vom Markt genommen wurden, sind in der Türkei teilweise noch frei verkäuflich. Eine strenge Rezeptpflicht existiert nicht. Die türkische Formulierung lautet: »Wird mit Rezept verkauft.« Das bedeutet aber keineswegs, daß das jeweilige Medikament nicht ohne Rezept auch zu haben ist. Das Entscheidende ist, der Kunde kann das gewünschte Arzneimittel bezahlen. Ich deckte mich zunächst einmal mit den mannigfaltigsten Medikamenten ein. Ich konzentrierte mich auf Präparate, die als Hauptwirkstoff Metamizol-Natrium enthielten, z. B. Novalgin. In der Bundesrepublik sind diese Arzneimittel zum Teil rezeptpflichtig, zum Teil vom Markt genommen, weil die Möglichkeit der gefährlichen Abnahme weißer Blutkörperchen und die Gefahr von lebensbedrohlichen Schockformen besteht.* Novalgin hat in der Türkei den Bekanntheitsgrad und Gebrauchswert von Aspirin. Verbreitet sind auch die sogenannten Kombinationspräparate wie Metamizol-Natrium und Butylbromid. Ich wußte um die Gefährlichkeit dieser Medikamente, kannte ich doch die Beipackzettel schon auswendig. Mir war auch bewußt, daß die Wahrscheinlichkeit, einen solchen lebensbedrohlichen Schock zu erleiden, durch die hohe Dosierung verhältnismäßig groß war. Doch für mich war das einzige Ziel eine vorübergehende Schmerzlinderung. Schmerzfreiheit erwartete ich längst nicht mehr. Ich hatte keinerlei Motivation mehr, meinen Körper vor schädlichen, gesundheitsgefährdenden Einflüssen zu schützen.

Nur mit großer Mühe überstand ich die fünfstündige Busfahrt zu einem Badeort an der Ägäis. Daß ich mich nicht anlehnen konnte, ließ die Fahrt fast unerträglich werden. Erschöpft quartierten wir uns im nächstbesten Hotel ein.

Da es an der Ägäis nahezu ein halbes Jahr nicht regnet, spielt sich das Leben in dieser Zeit überwiegend draußen ab. Bis vier Uhr früh dröhnten mindestens zehn Diskotheken.

---

* Die Kombinationspräparate mit Metamizol-Natrium sind inzwischen nicht mehr im Handel. Die reinen Metamizolpräparate sind verschreibungspflichtig.

Die verschiedenen Klänge mischten sich zu einer undefinierbaren Musikmasse, die nach dem Disco-Einheitsrhythmus pulsierte. Wenige Minuten nach vier Uhr verstummte der Lärm mit einem Mal, und der erste Hahn begann zu krähen. Innerhalb einer Minute krähten dann sämtliche Hähne des Ortes. Wir mußten darüber so lachen, daß ich meine Beschwerden völlig vergaß. Das bezahlte ich mit Schlaflosigkeit und Schmerzkrämpfen bis zum Morgen. Wir fuhren weiter zu einem anderen kleinen Badeort und verbrachten dort einige Wochen.

Wie vielleicht ein leidenschaftlicher Biertrinker in fremden Orten geradezu instinktiv alle Kneipen entdeckt, so spürte ich in jedem Ort, in dem ich mich aufhielt, sämtliche Apotheken auf. Ich entwickelte ein System, nach dem ich die Einkäufe vornahm, so wie ich es von München schon gewöhnt war. Als ich allmählich bekannt wurde und mich die Apotheker auf meinen immensen Schmerzmittelkonsum ansprachen, schickte ich meine Schwester.

Ich ekelte mich vor mir selbst, denn ich war zu einer Art Metamizolgebilde geworden, in dessen Adern Novalgin statt Blut floß. Obgleich ich sitzend schlief, mich tagsüber stocksteif fortbewegte und nicht in der Sonne liegen oder zum Schwimmen ins Meer gehen konnte, gestaltete sich mein Tag doch ein wenig entspannter als zu Hause. Als größter Vorteil erschien mir die unerschöpfliche Auswahl an billigen Medikamenten, ich gab sehr viel weniger Geld dafür aus. Als meine Schwester zurückfliegen mußte, beschloß ich, meinen Aufenthalt zu verlängern. Inzwischen hatte ich ja keinerlei Verpflichtungen mehr in München. So fuhr ich mit dem Bus an die Südküste, wo ich in den vergangenen Jahren oft gewesen war, und kam nach einer anschließenden einstündigen Bootsfahrt in der Bucht nahe einer ägäischen Kleinstadt an, die mein Ziel gewesen war. Ich nahm mir vor, Bekannten und Freunden aus dem Weg zu gehen.

Es hielten sich verhältnismäßig viele Touristen dort auf, so daß meine Ankunft nicht allzusehr aufzufallen schien. Einige alte Bekannte, die dort arbeiteten, kamen allerdings sofort auf mich zu und wünschten mir wieder, bevor sie nach meinem Befinden fragten, das stereotype »Gute Besserung!« Natürlich waren sie von meinem Zustand schockiert. Ich schaffte es nicht, allein das Boot zu verlassen und über den Holzsteg durch den Sand zu gehen. Man wollte mir sofort ein Zimmer suchen. Bisher hatte ich dort stets im Sand geschlafen, was mir immer gut bekommen war. Ich fühlte mich wie ein Schwerkranker bei der Aufnahme in ein Krankenhaus, nur Station und Zimmernummer standen noch nicht fest. Unglücklicherweise waren sämtliche Betten in den wenigen Pensionen belegt. Am Ende der Bucht befand sich auf einem Felsvorsprung der Rohbau eines einstöckigen Hauses mit mehreren Zimmern – ohne Dach, Türen und Fenster. Zwar mußte ich, um den Felsvorsprung zu erreichen, etwas klettern, aber ich ließ mich dort nieder. Eine andere Wahl hatte ich nicht.

Die Warnungen vor Skorpionen, die in mein fenster- und türloses Gemach eindringen könnten, ließen mich unberührt. Ich hatte mit Skorpionen noch keine Schwierigkeiten gehabt. Diese Gleichgültigkeit spiegelte meinen Zustand wider. Der Biß eines Skorpions zu dem Zeitpunkt hätte meinen Tod bedeuten können. Nicht, daß ich es darauf anlegte, in eine todbringende Lage zu geraten. Da hätte ja die Möglichkeit bestanden, es so zu arrangieren. Ich wollte aber auch nichts unternehmen, um mich vor einer Gefahr zu schützen. Es würde kommen, wie es kommen mußte, dachte ich fatalistisch. Der Tortur, die ich zu ertragen hatte, war offenbar rational nicht beizukommen. Ich hatte meinen Standpunkt der Verantwortung für die eigene Situation aufgeben müssen. Die Dinge waren mir ja längst aus der Hand geglitten. Ich wollte es keinem Skorpion wünschen, mich zu stechen. Er hätte sich eine Metamizol-Vergiftung zugezogen.

Die Tage verliefen verhältnismäßig ruhig. Die Schmerzattacken zählten längst nicht mehr als Besonderheit. Morgens schwankte ich von meinem Quartier die Bucht entlang bis zur nächsten Frühstücksgelegenheit. Gewöhnlich war ich eine solche Strecke in früheren Zeiten gejoggt oder im Meer geschwommen. Heute benötigte ich eine gute Stunde. Die Leute dort erwarteten mich mit frischer Kuhmilch aus dem Dorf und Honig, damit »mein Magen wieder gesund würde«. Jeden zweiten Tag fuhr ich mit dem Boot in die nächste Kleinstadt, um mich nach dem bewährten Apothekenwechselverfahren mit neuen Medikamenten einzudecken. Hin und wieder überlegte ich mir, daß ich wohl einmal von einer Metamizol-Schockreaktion betroffen sein könnte. Auf den Flaschen wurde davor gewarnt, eine gewisse Tagesdosis nicht zu überschreiten; ich nahm das Fünffache. Abends saß ich stocksteif auf einem Hocker vor meinem Quartier, abgefüllt mit Tabletten und Novalgin, manchmal noch mit einer Flasche Wein. Ich hatte einen wunderschönen Blick auf die gesamte Bucht, die mit Lichtern übersät war. Wenn der Mond schien, war sie durch die Spiegelung des Lichts im Meer taghell. Wenn die Situation nicht so fatal gewesen wäre, hätte ich über mich lachen können: »Novalgingedopte« Lorelei auf ihrem Felsen. Ich überlegte, daß dieser Ort zum Sterben gut geeignet sei. Ich könnte mir am nächsten Tag die entsprechenden Tabletten besorgen und meinem Dahinvegetieren ein romantisches Ende mit Rotwein und Vollmond bereiten. Ich verwarf den Gedanken sofort – aus Rücksicht auf die Einheimischen und die vielen Bekannten, die ich dort seit Jahren hatte. Ich wollte mir aber die Tablettenration kaufen, um sie nach Deutschland mitzunehmen.

Am Tag darauf sollte das Opferfest stattfinden. Überall war das Gewinsel und Gejammere von festgebundenen Lämmern und Schafen zu hören, die auf das Schlachten am nächsten Morgen warten mußten. Ich war mir sicher, daß die Tiere ahnten, was ihnen bevorstand. Normales Geblöke von Lämmern und Schafen etwa wegen Durst oder Hunger klingt jedenfalls völlig anders. Dieses Gewinsel ging mir unter die Haut; ich identifizierte mich mit den Tieren. Ich sah sie allerdings mir gegenüber im Vorteil: Ihre Erlösung war abzusehen.

Am nächsten Abend waren die Tierlaute verstummt. Dafür stiegen überall Rauchschwaden von Holzfeuern auf, über dem die gebrachten Opfer schmorten. Ich war mehrfach eingeladen worden, am Fleischessen teilzunehmen, und konnte mich schließlich nicht mehr entziehen. Man reichte mir das Beste – die Innereien: Leber, Herz und Magen. Mir kamen sogleich meine eigenen Eingeweide in den Sinn, die vielen

Computertomographien von meinen inneren Organen, die ich gesehen hatte. In meinem Tabletten- und Novalginrausch hatte ich das Gefühl, ich würde bei diesem Essen den Verstand verlieren. Ich bildete mir fest ein, das Herz sei mein eigenes, ich würde es essen und mich damit von meinen Beschwerden befreien.

Die Durchblutungsstörungen in den Beinen, die vor der Reise schon aufgetreten waren, hatten sich erheblich verstärkt. Ich hatte das Gefühl, die Unterschenkel stürben mir ab. Die Füße waren taub. Bis über die Knie erstreckte sich der Sensibilitätsverlust. Ich massierte die Beine so gut ich konnte, aber ohne erkennbare Wirkung. Manchmal erschrak ich, wenn ich in meinem Bett saß. Ich deckte die leichte Decke ab, um zu sehen, ob die Beine noch da waren, denn die Berührung der Decke war nicht mehr zu spüren. Trotzdem schöpfte ich sofort etwas Hoffnung: Es kristallisierte sich da eine Symptomatik heraus, die vielleicht den ignorantesten Arzt auf eine Diagnose stoßen könnte.
Ich kehrte mit dem Bus nach Izmir zurück, um von dort so schnell wie möglich nach München zurückzufliegen. Im Stadtzentrum waren alle Hotels ausgebucht, weil gerade eine internationale Messe stattfand. Ich suchte lange und drohte in der Hitze ohnmächtig zu werden. Schließlich wollte man mir in einem Hotel notdürftig ein Zimmer für eine Nacht zu einem niedrigeren Preis geben. Ich war erleichtert, zumal sich gleich gegenüber eine Apotheke befand – mein Lebensquell. Der Portier führte mich schließlich in ein Badezimmer. Auf die Wanne war ein Brett mit einer Matratze gelegt worden. Zur Vollendung des Komforts befanden sich noch einige Kissen und zwei Decken auf dem Wannenbett. Es gab kein Fenster, und eine nackte Glühbirne hing von der Decke. Ich erklärte mich sofort einverstanden, sah ich doch die Möglichkeit, ein Sitzbett nach meiner Art zu konstruieren. Ein kleiner Schönheitsfehler bestand darin, daß der Wasserhahn mit Duschaufsatz ein wenig ins Bett ragte. Ich war aber heilfroh, daß er nicht tropfte.
Ich richtete mir das Bett mit großer Mühe, die Schmerzen

quälten mich. Ich brauchte für die einfachsten Handgriffe viel Zeit. Schließlich spülte ich eine extrem hohe Tablettenration mit etwas Rotwein hinunter, um den bitteren Novalgingeschmack loszuwerden, nahm ein paar Kekse und bestieg vorsichtig meinen Badewannenthron.

Die halbleere Keksschachtel war mir auf den Boden gefallen. Sie aufzuheben, wäre ein mehrstündiges Unterfangen gewesen, also ließ ich sie liegen. Das Licht war gelöscht, und ich saß, mit einer Taschenlampe im Schoß, auf meinem Bett und begann zu dösen. Im Halbschlaf wurde ich von raschelnden Geräuschen geweckt, die vom Boden her kamen. Ich wußte sogleich, was geschehen war. Badezimmer sind die beliebtesten Treffpunkte für Kakerlaken. Ich strahlte mit meiner Taschenlampe den Fußboden ab. Eine Familie war auf Wanderschaft und wollte sich an den Keksen gütlich tun. Die Alte bildete die Vorhut. Sie war etwa daumengroß. Viele kleine folgten im Gänsemarsch. Sie waren durch den hellen Schein der Taschenlampe starr vor Schreck und begannen erst Sekunden später, panisch in alle Richtungen zu flüchten. Die Absurdität der Situation wurde mir nicht ganz bewußt. Im Alkohol- und Tablettenrausch thronte ich auf einem Badewannenbett, seitwärts die Mischbatterie an der Hüfte, von hungrigen Kakerlaken umgeben. Als beunruhigend empfand ich lediglich die zunehmende Gefühllosigkeit meiner Beine, die mich in regelmäßigen Abständen die Bettdecke zurückschlagen ließ, um nach ihnen zu sehen. Bald fiel ich in einen Tiefschlaf.

Am nächsten Morgen flog ich nach München zurück.

Lähmungen und Vitamin B

Zwar begannen meine Beine abzusterben, doch ich war vor Freude ganz aus dem Häuschen. Für mich war unzweifelhaft, daß meine Beschwerden einen neurologischen Hintergrund haben mußten. Ich suchte einen Arzt in einem Münchner Vorort auf, der mir auf der Türkeireise von einer Bekannten empfohlen worden war. Es handelte sich übrigens um den fünfundzwanzigsten Arzt. Aber diesmal würde sich der Besuch lohnen, dachte ich. Diesmal könnte ich allen zeigen, daß sich hinter meinen Schmerzen eine handfeste Krankheit verberge.

Der Internist war mir sympathisch. Er nahm sich auch mehr als fünf Minuten Zeit, meine Geschichte anzuhören. Ganz aufgeregt berichtete ich von den neuen Symptomen. Inzwischen spürte ich auch, daß die Motorik nicht mehr ganz in Ordnung war. Ich hatte Schwierigkeiten beim Treppensteigen. Das war zwar nicht neu, die Schmerzen und meine steife Haltung hatten mich schon vorher dabei behindert, aber ich hatte jetzt das Gefühl, die Beine taten nicht mehr, was ich wollte. Sie gehorchten mir nicht mehr richtig. Ich war bei diesem Arzt etwa zehnmal, und es wurden wieder alle möglichen Routineuntersuchungen gemacht: Ultraschall, Röntgen der Lunge, Pankreas usw. Nur der Aidstest war neu. Zur Abwechslung wurde ich dann noch zum Orthopäden geschickt, der außer einer leichten Schiefstellung der Wirbelsäule nichts entdecken konnte. Die Untersuchungen waren alle äußerst schmerzhaft und blieben ohne Befund. Ich bestand auf einer neurologischen Untersuchung.

Ich suchte den Neurologen zweimal auf. Er schien genervt, und ich fühlte, daß er mir nicht helfen würde. Aber da waren meine recht klaren neuen Symptome – ein unbedarfter Medizinstudent müßte sich damit eine Diagnose zusammenreimen können! Der Neurologe führte einige Untersuchungen durch, unter anderem ein Elektromyogramm, das die

Stromkurven der Muskeltätigkeit aufzeichnet. Sie waren nach seiner Ansicht ohne Befund. Ich beobachtete ihn, wie er die Ergebnisse sorgfältig notierte. In die erste Spalte schrieb er die von mir vorgebrachten Symptome: Sensibilitätsstörungen und Paresen (teilweise Lähmungen) der Beine. In der zweiten Spalte faßte er den »neurologischen Befund« zusammen. Unter anderem »Druck- und Klopfschmerz in der Brustwirbelsäule«. Beim zweiten Termin mußte ich einige körperliche Übungen vorführen, die mir nicht gelangen.

Er rief während dieser Untersuchung den Internisten an, der mich überwiesen hatte. »Herr Kollege, jetzt ist schon wieder dieser Lehrer hier, ich kann beim besten Willen nichts finden!« Er sagte das in einem verächtlichen Ton und forderte mich auf zu gehen. Für eine neurologische Systemerkrankung oder eine Polyneuropathie (Erkrankung mehrerer Nerven) gebe es keinerlei Hinweise. Er empfahl mir eine Psychotherapie.

Wie ein donnernder Schlag traf mich diese Kaltschnäuzigkeit. Ein Passant hatte mich bis zur Praxis begleitet, weil ich ihm auf dem Weg von der Straßenbahnhaltestelle hierher wegen meines unsicheren Gangs aufgefallen war. Hier in der Arztpraxis galt ich wieder als gesund. Es glich einer Verschwörung gegen mich.

Mein Zorn gab mir die Kraft zu neuen Arzttouren. Der Weg führte mich diesmal zu einem Arzt, der in meinem Stadtviertel wohnte. »Durchblutungsstörungen und Muskelschwäche«, stellte er fest. Die medikamentöse Therapie sollte in der Einnahme von Calcium- und Vitamin-B-Tabletten bestehen. Eine fortschreitende Lähmung ließ mich allmählich zum Krüppel werden, und dagegen sollten Vitamintabletten helfen! Es bestanden für mich keinerlei Zweifel, daß es sich um eine Lähmung handelte. Das spürte ich einfach, auch wenn ich medizinischer Laie war.

Telefonisch wurde mir der siebenundzwanzigste Arzt empfohlen, diesmal ein Universitätsdozent, der sich auf den Zusammenhang Pankreas – Psyche spezialisiert hatte. Von den Lähmungserscheinungen zurück zur Bauchspeicheldrüse. Ich drehte mich weiter im Kreis.

Außer zahllosen Untersuchungen brachten diese Termine nichts. Der Arzt wollte mich in eine Klinik zur endoskopischen Untersuchung des Pankreas einweisen. Ich bat um Bedenkzeit. Schließlich gab es für eine Erkrankung dieses Organs keinerlei Hinweise. Der Mann galt eben als Spezialist auf diesem Gebiet, so hatte sich sein medizinischer Blickwinkel wohl etwas verengt. Begeistert hat mich das Fläschchen eines Rauschmittels, das er mir sofort gegen die Schmerzen verschrieb. Fünf Tropfen genügten, um fast schmerzfrei zu werden. Allerdings nur für eine halbe Stunde, dann mußte ich die Dosis erhöhen. Eine wahre Bereicherung in meinem »Dopingprogramm«.

Der Homöopath

Wieder erreichte mich ein Anruf mit der Empfehlung eines Arztes, des achtundzwanzigsten. Meine Familie wollte die Kosten übernehmen, da der Homöopath nur Privatpatienten behandelte. Über Verwandte, die auch zu ihm gingen, erhielt ich einen vorgezogenen Termin. Nach den zahlreichen Arztpraxen und Wartezimmern, die ich in den letzten Monaten kennengelernt hatte, verriet diese kostbar ausgestattete Villa schon im Korridor, daß es sich bei den Besuchern um Privatpatienten handeln mußte.

Homöopathiekundige wissen, daß beim Erstbesuch unzählige, scheinbar unwesentliche Fragen gestellt werden, deren präzise Beantwortung ein Gesamtbild des Patienten ergibt. So verbrachte ich etwa zwei Stunden im Sprechzimmer des Arztes. Zum Abschluß des Gesprächs bekam ich ein winziges weißes Kügelchen verabreicht. Ich sollte nicht erfahren, was es enthielt. Gegen eventuelle Schmerzen – als sei offen, ob welche aufträten – bekam ich ein Tütchen mit weiteren Globuli mit auf den Weg. Ich sollte nun sämtliche Schmerzmittel meiden und bei Schmerzanfällen von den Globuli nehmen. Mit einer »Erstverschlimmerung« müsse ich rechnen, das sei ein gutes Zeichen, meinte der Homöopath.

Die Tablettenabstinenz hielt ich knappe zwanzig Stunden durch. Ich hatte das Tütchen mit den Globuli längst aufgebraucht. Die Schmerzen waren höllisch. Ich mußte häufig meine T-Shirts wechseln, da sie in Kürze verschwitzt waren. Ich stellte fest, daß ein gewisser Medikamentenspiegel mir die Qualen erträglicher machte als totale Abstinenz bis zum nächsten Schmerzanfall. Gleichzeitig wurde mir bewußt, was ich an Schmerzen medikamentös ständig unterdrückte. Ich sah trotzdem keine Alternative. Um nicht wahnsinnig zu werden, war ich auf die Medikamente angewiesen, solange die Ursachen der Schmerzen nicht gefunden wurden.

Zusammenbruch und Rückzug

Um mir klar darüber zu werden, ob es sich bei dem Taub-
heitsgefühl und den Bewegungsstörungen in meinen Beinen
wirklich nur um Durchblutungsstörungen und Muskelschwäche handelte, oder ob nicht doch, wie ich selbst vermutete, eine fortschreitende Lähmung vorlag, wollte ich
zwei Versuche wagen. Ich hatte jahrelang für eine türkische
Volkstanzgruppe mit dem Akkordeon die Musik für Tänze
aus einer bestimmten Region gespielt bzw. auch selbst mit-
getanzt. Das hatte mir immer Freude gemacht, weil die
Tänze sehr lebhaft und stark rhythmusbetont sind. Nun
hatte ich das Tanzen aufgeben müssen. Ebenso brachte ich
es längst nicht mehr fertig, die Gurte des Akkordeons über
meinen Rücken zu schnallen, es war zu schmerzhaft.
Ein weiteres meiner Hobbys war Schlittschuhlaufen. Ich
hatte in meiner Kindheit damit angefangen und lief recht
gut.
Ich wollte mich trotz stärkster Schmerzen kurz an beiden
Aktivitäten versuchen, um die Reaktion meiner Beine zu
testen. Schließlich erfordert sowohl Schlittschuhlaufen als
auch Tanzen ein Höchstmaß an Koordination der Beine.
Beim nächsten Folklore-Übungstermin stellte ich mich einfach, wie in früheren Zeiten, in die Runde, um mitzutanzen.
Doch beim ersten Schritt, den ich tat, schleuderte es mich
richtiggehend aus dem Kreis. Ich hatte das Gefühl, meine
Beine seien zu Steinen erstarrt. Überflüssig zu erwähnen,
daß die Schmerzen verstärkt einsetzten. Ich war deprimiert,
außerdem schämte ich mich, weil etwa fünfundzwanzig
Leute mich umringten und mir helfen wollten.
Nachdem der Schock über diesen Vorfall abgeklungen war,
packte ich meine Schlittschuhe ein und fuhr zum Eisstadion.
Ich benötigte viel Zeit, um die Schuhe anzuziehen. Ich stolperte sehr langsam und vorsichtig auf die Eisbahn zu. Vorher
hatte ich eine Extraration Novalgin zu mir genommen, um
etwas beweglicher zu sein. Plötzlich überkam mich – wie nie

zuvor in meinem Leben – Angst vor dem Eis. Ich hatte auf der Straße bereits erhebliche Schwierigkeiten mit dem Gehen, wie sollte es da auf dem Eis gelingen! Ich betrat die blanke Fläche trotzdem und stürzte sofort nach hinten. Zum Glück hatte ich mich mit den Händen abgefangen, so daß nichts passierte, aber da ich bei dem Sturz den Oberkörper verrenkte, waren teuflische Schmerzen die Folge. Ich krabbelte auf allen vieren vom Eis, und einige Läufer eilten mir zu Hilfe.

Diesen Versuch hätte ich mir eigentlich sparen können. Doch war ich nun sicher, daß es sich um eine fortschreitende Lähmung handelte. Ich rief den Homöopathen an, der die Entwicklung begrüßte. Er belehrte mich über die Wirkung von homöopathischen Mitteln. Die Richtung ihrer Wirkung sei von »innen nach außen« und von »oben nach unten«. Meine Oberbauch- und Rückenschmerzen verlagerten sich allmählich nach unten in die Beine. Ich sollte abwarten und nicht zum Arzt gehen.

Um die Ergebnisse meiner Experimente mit irgend jemandem zu besprechen, suchte ich noch einmal den Arzt auf, der mir die Vitamin-B-Tabletten verschrieben hatte. Möglicherweise konnte ich ihm wertvolle neue Anhaltspunkte geben. Der Arzt schien noch hilfloser als zuvor und erneuerte das Rezept für die Vitamintabletten.

Tagelang blieb ich in meiner Wohnung. Als mir nach etwa einer Woche die Decke auf den Kopf fiel, beschloß ich, spazierenzugehen. Mein Ziel war der Treffpunkt der Folkloregruppe. Für den Weg, den ich früher in wenigen Minuten zurückgelegt hatte, brauchte ich eine gute Stunde.

Die vielen Fragen über mein Befinden ließ ich geduldig über mich ergehen, auch ertrug ich die »Unser Hypochonder schaut mal wieder vorbei!« – Blicke. Bedächtig, mit zitternden Knien spazierte ich mit einigen Freunden durch das Stadtviertel. Als sich der Himmel verfinsterte und ein Gewitter aufzog, wurde ich aufgefordert, schneller zu gehen. Es begann schon zu regnen, und ich versuchte, mich so rasch wie möglich fortzubewegen. Ich geriet in Panik, stolperte, ruderte mit den Armen, um das Gleichgewicht zu halten, und brach schließlich auf der Straße zusammen.

Ich wußte nicht mehr, wie mir geschah. Ich zitterte am ganzen Körper. Wahnsinnige Schmerzen hatten eingesetzt. Mir war schwindlig, und psychisch war ich ohnehin fix und fertig. Die Tränen liefen, ohne daß ich es wollte. Ich hatte mich überhaupt nicht mehr in der Gewalt.

Man trug mich in ein Auto und brachte mich in die Notaufnahme der nächsten Klinik. Dort wurde ich in einen der herumstehenden Rollstühle gesetzt, um möglichst schnell zur Ambulanz zu gelangen. In einem der endlosen Korridore begegnete ich einem Arzt, der vor einiger Zeit bei mir eine Gastroskopie durchgeführt hatte. Auch er erkannte mich sofort wieder und spottete über den Rollstuhl. »Oh, unser Pascha läßt's sich aber heute besonders gutgehen!« Mit schmerzverzerrtem Gesicht saß ich im Stuhl und versuchte durch eiserne Konzentration auf die Atmung, die rasenden Schmerzen unter Kontrolle zu bekommen. Ich war nicht in der Verfassung, auf die forschen Bemerkungen des Mediziners die passende Antwort zu geben.

Ausgerechnet dieser Arzt untersuchte mich dann, stellte fest, daß sämtliche Beinreflexe in Ordnung seien, und hieß mich im Untersuchungsraum auf und ab gehen. Ich schaffte es nicht mehr, allein zu gehen. Immer wieder sackte ich in den Knien zusammen und wäre erneut gestürzt, hätte mich nicht der assistierende Pfleger aufgefangen.

Der Arzt hielt mich für einen schweren psychopathischen Fall. Die Lähmungen, die angeblichen, seien von mir simuliert. Das sagte er mir ins Gesicht und fuhr fort: »Wir werden Sie jetzt in die Neurologie überweisen. Denen können Sie nichts vormachen. Die wissen sofort, was Sache ist!«

In der Neurologischen Klinik wurden die Lähmungen bestätigt, und in einer gut zweistündigen, eingehenden Untersuchung in Art, Weise und Grad konkretisiert. Sensibilität und Motorik der Beine waren schwer gestört. Die »Tiefensensibilität« war kaum noch vorhanden, was bedeutet, daß man nicht mehr weiß oder spürt, ob man die Beine verschränkt, ausgestreckt nebeneinanderliegen oder angewinkelt hat. Deshalb hatte ich im Urlaub auch öfter alarmiert unter der Decke nachgesehen, was mit den Beinen los wäre. Diese

Empfindung war, wie der Arzt bemerkte, verlorengegangen. Außerdem vermutete er eine »schwere Systemerkrankung«. Ich sollte mich zu weiteren Untersuchungen in den nächsten Wochen in der Klinik einfinden. Ich warf einen Blick auf das »Fazit« in den Notierungen des Arztes: »Verdacht auf spinale, chronisch-progressive MS.«

Bei der Multiplen Sklerose handelt es sich um eine schwere Erkrankung des Zentralnervensystems. Sie verläuft schubweise und chronisch. Im Rückenmark und im Gehirn treten Zerfallsherde auf. Die Krankheit führt zu Lähmungen und Sehstörungen und ist unheilbar. Zum ersten Mal war ich von einer neuen Diagnose nicht begeistert. Das bisher übliche Hochgefühl, das sich bei der Aussicht auf eine neue Erkenntnis bisher bei mir einzustellen pflegte, blieb diesmal verständlicherweise aus. Sehr schnell beruhigte ich mich aber und dachte: Weshalb sollte ausgerechnet der inzwischen dreißigste Mediziner recht haben!

Seit jenem Tag war ich in meiner Wohnung gefangen.

Am nächsten Tag rief ich den Homöopathen an und berichtete ihm von dem Vorfall. Er tadelte mich, weil ich mich in die Hände von »Schulmedizinern« begeben hätte, und nahm mir das Versprechen ab, mich nicht zu weiteren Untersuchungen in die Klinik einliefern zu lassen. Ich konnte mir ohnehin nicht mehr vorstellen, daß es etwas bringen würde. Aufrecht konnte ich mich nicht mehr fortbewegen. Ich kroch meist auf Händen und Knien durch die Wohnung und ließ mir die Lebensmittel ins Haus bringen und den Abfalleimer ausleeren. Doch die Angebote meiner Familie, meine Wohnung zu verlassen und mich woanders pflegen zu lassen, lehnte ich ab. Ganz wollte ich noch nicht aufgeben. Aber jede Art von Kommunikation, sogar Telefonieren, bedeutete für mich eine körperliche Strapaze, die Schmerzen auslöste.

Ich hatte mir vor einiger Zeit ein sehr breites und hohes Bücherregal gekauft. Bekannte hatten es zusammengeschraubt, da ich dazu selbst nicht in der Lage gewesen war. Das Regal war noch nicht eingeräumt, stand mitten in meiner kleinen Wohnung und bildete eine Brücke zwischen den zwei Zimmern. Dieses Möbelstück erwies sich jetzt als äußerst hilfreich. Da ich mich ohnehin nicht mehr ohne feste Stütze aufrecht fortbewegen konnte und die meisten Hausarbeiten, einschließlich Gang zur Toilette, auf allen vieren erledigte, bot sich das Regal als Stütze an. Allerdings schwankte und knarrte es, wenn ich mich mit beiden Händen an den Fächern festhielt.

Ich spürte, wie die Lähmung rapide zunahm. Die Beine wehrten sich geradezu gegen die Last des Körpers. Einmal, als ich mich nach irgendeiner einfachen Tätigkeit schweißgebadet auf das Regal stützte, mich richtiggehend daran festkrallte, verlor ich das Gleichgewicht und riß es zu Boden. Es stürzte auf mich, und erst der nächste Besucher, der mir Lebensmittel brachte, befreite mich aus der Lage.

Vor dem Fernseher saß ich gewöhnlich auf dem Fußboden. Ich lehnte mich dabei seitlich an das Sofa. Hatte ich die Knie angewinkelt und las beispielsweise Zeitung, die ich auf den Oberschenkeln ausgebreitet hatte, so kippten die Beine langsam seitwärts weg. Ich verlor allmählich völlig die Gewalt über sie.

Die Sensibilitätsstörungen, die kontinuierlich stärker wurden, hatten sich inzwischen bis zum Rippenbogen ausgebreitet. Der Zustand war bedrohlich. Ich erwartete, daß die Lähmungen in absehbarer Zeit mein Herz erfassen würden. Ich rechnete mit meinem baldigen Tod.

Einige Ärzte waren über meinen Zustand im Bilde. Der eine, der Homöopath, verbot mir geradezu, mich »schulmedizinisch« behandeln zu lassen, um die Entwicklung nicht zu stören. Einen Neurologen, den ich öfter aufgesucht hatte, informierte ich telefonisch über die neueste Entwicklung. »Psychotherapie«, lautete sein Rat. Der Arzt in meinem Stadtviertel hatte wie bisher nur Vitamin-B-Tabletten und Calcium gegen Muskelschwäche und Durchblutungsstörungen im Sinn. Der Neurologe, der mich zuletzt untersucht hatte, vermutete weiterhin Multiple Sklerose.

Mir gingen ständig Gedanken im Kopf herum, daß man mich bald als hochgradigen Psychopathen ins psychiatrische Krankenhaus einweisen würde. Der Gastroenterologe hatte ja bereits bei meinem stationären Aufenthalt im Krankenhaus eine solche Unterbringung in einer Nervenklinik anordnen wollen.

Ich dachte auch viel darüber nach, mir selbst das Leben zu nehmen. Die passenden Tabletten hatte ich aus dem letzten Urlaub mitgebracht. Ich entschied mich aber dagegen, weil ich annahm, mein Tod wäre ohnehin nicht weit. Herzlähmung, also plötzlicher Herzstillstand, könnte auch nicht schmerzhafter sein als das, was ich seit zwei Jahren ertrug. Der schwerwiegendste Grund aber dafür, vom Selbstmord Abstand zu nehmen, war meine Überzeugung, daß sich die Ernsthaftigkeit meiner nicht diagnostizierten Krankheit spätestens bis zu meinem Tod klar herausstellen würde und sich die Ärzte ihre Unfähigkeit und Schuld eingestehen müßten. Beginge ich jetzt Selbstmord, so würde dieser Schritt sehr harmonisch in das Bild des psychisch Kranken passen. Meine Umwelt – Freunde, Bekannte, Verwandte, Arbeitskollegen und Ärzte würden bestätigt bekommen, was sie schon immer zu wissen glaubten. Ein solider Haß war mir geblieben. Natürlich war die Verzweiflung über das, was geschah, unvorstellbar groß, größer noch als mein Haß auf die Schuldigen. Dennoch war in mir eine gewisse aggressive Zähigkeit vorhanden, von der ich zehrte.

Ich beschäftigte mich sehr mit dem Krankheitsbild der Multiplen Sklerose und zweifelte daran, daß ich von dieser Krankheit befallen wäre. Die Symptomatik war doch zu unterschiedlich. Zum einen quälten mich diese Schmerzen seit bald zwei Jahren, zum anderen war mein Oberkörper in der Höhe vom sechsten Brustwirbel an aufwärts, also einschließlich Arme und Kopf, vom Sensibilitätsverlust und von den Lähmungen nicht betroffen. Diese Tatsachen paßten nicht zum Erscheinungsbild der Multiplen Sklerose, aber natürlich war es möglich, eine ausgefallenere Form der MS anzunehmen. Ich beschloß, den Neurologen nochmals anzurufen, der mich untersucht und mir den Rat gegeben hatte, mich in psychiatrische Behandlung zu begeben. Ich berichtete ihm von meinem Zustand und fragte ihn, ob es sich dabei um MS handeln könnte. Er schien desinteressiert, bejahte aber meine Frage. Er war jedoch nicht bereit, meine

Schmerzen in einen Zusammenhang mit den Lähmungen zu stellen. Die Schmerzen existierten nicht, da sie für ihn organisch nicht nachweisbar waren. Auf sein Urteil konnte ich nichts geben.

Wir schrieben den 15. November. Mein Geburtstag. Meine Familie, die mich mit Mitleid überschüttete, wollte sich bei mir einfinden, um zu feiern. Es gab nichts zu feiern; der nächste Anlaß für ein Treffen würde meine Beerdigung sein, dachte ich. Ich fürchtete diesen 15. November, weil ich nicht wußte, ob ich eine solche Zusammenkunft durchstehen würde.

Nüchtern betrachtet, wäre es das einzig Richtige gewesen, wenn meine Familie mich, auch gegen meinen Willen, umgehend ins Krankenhaus gebracht hätte. Im Laufe von fast zwei Jahren hatten sich aber alle offenbar so an meine Beschwerden und erfolglosen Arztbesuche gewöhnt, daß niemand mehr etwas unternahm. Überdies befand ich mich ja noch in »Behandlung« des Homöopathen, und an den glaubte meine Familie. Homöopathie soll auch psychisch bedingte Krankheiten heilen. Insofern sah man mich in den richtigen Händen.

Der Tag war sehr anstrengend. Ich nahm mehr Tabletten als Geburtstagskuchen zu mir. Ich mußte stets auf der Hut sein, daß die Schmerzanfälle einigermaßen unter Kontrolle blieben.

Als während einer Unterhaltung mein Befinden zur Sprache kam, versuchte man, mir eine mehr esoterische Sicht meines Zustands zu vermitteln. Anscheinend solle ich gerade solch eine Prüfung durchmachen. Sie habe eine bestimmte Bedeutung, die mir etwas vermitteln wolle. Es käme so, wie es kommen soll. Das heißt, die Sache wurde fatalistisch gesehen, so als hätte man selbst keinen direkten Einfluß darauf. Zum Krüppel geworden, von tierischen Schmerzen gequält – in der Verfassung konnte ich mich nicht mit diesem Gedankengut anfreunden.

Am Abend, nachdem meine Gäste gegangen waren, benötigte ich Stunden, um das schmutzige Geschirr zum Spülbecken zu bringen. Wenn ich etwas transportieren wollte, mußte ich einen Stuhl oder einen Hocker beladen und ihn zu seinem Bestimmungsort mit einer Hand vor mir herschieben, während ich, mich mit der anderen freien Hand abstützend, auf den Knien vorwärts kroch.

Der Telegrammbote staunte nicht schlecht, als er mir nachts von meiner Schwester aus der DDR ein Glückwunschtelegramm brachte und ich auf allen vieren die Tür öffnete. Er hatte offenbar den Eindruck, ich sei hochgradig alkoholisiert und fragte mich, ob ich schön gefeiert hätte.

Erwartungsgemäß verschlimmerte sich mein Zustand weiter. Ich rief den Homöopathen des öfteren an. Er zeigte sich stets zufrieden. Schließlich entwickelte sich mein Leiden nach homöopathischer Gesetzmäßigkeit »von oben nach unten«. Ich bat ihn um einen Termin, was er mehrmals ablehnte. Einmal, als die Schmerzen rasend wie nie zuvor waren, meldete ich mich bei ihm telefonisch. Er war nicht erreichbar. Auf seinem Anrufbeantworter empfahl er, seinen Vater in einer anderen Stadt anzurufen, falls es dringend wäre. Ich rief an und erwähnte die neurologische Untersuchung mit der MS-Verdachtsdiagnose. Mit Eilbrief erhielt ich daraufhin neue Globuli, die Milchzuckerkügelchen, die chemisch nicht mehr nachweisbare Potenzen bestimmter Stoffe enthalten. Eine Wirkung trat nicht ein.

Ich schaffte es allmählich nicht mehr, die Außentoilette meiner Wohnung zu erreichen. Als ich mich dann auch außerstande sah, für ausreichende Körperhygiene zu sorgen, willigte ich in den Vorschlag meiner Schwester ein, bei ihr zu wohnen und mich bei ihr pflegen zu lassen.

Isolation

Die nächsten zweieinhalb Monate verbrachte ich in einem kleinen Zimmer in einem etwas feuchten Haus, das sich in einem gepflegten Münchner Vorort befand. Meine Schwester, die selbst Heilpraktikerin ist, übernahm eine gewisse Verantwortung für mich dadurch, daß sie auch selbst die homöopathische Behandlung unterstützen wollte. Sie glaubte, daß mir nur noch die Homöopathie helfen könne, und versuchte, den Kontakt zu dem homöopathischen Arzt zu aktivieren. Ich verschlang an den langen Winterabenden, an denen ich meist auf meinem Bett saß, eine ganze Reihe homöopathischer Fachbücher. Ich wäre selbst froh gewesen, wenn ich wieder an etwas hätte glauben können. Ich versuchte noch einmal, die Schmerztabletten abzusetzen, aber es gelang mir nur für kurze Zeit.

Mehrmals bat ich den Arzt telefonisch, ihn aufsuchen zu dürfen. Der Homöopath lehnte ab. Er hielt es einfach nicht für nötig. Er vertraute auf die Wirkung seiner Globuli, die aber nie eintrat. Ich rief ihn mehrmals an und beschrieb ihm die sich rasch verschlimmernden Symptome. Er stellte für jedes Gespräch einen Betrag von 30 DM in Rechnung. Dagegen hätte ich nichts einzuwenden gehabt, wenn die Telefongespräche nur zu irgendeinem Ergebnis geführt hätten.

Allmählich wurde ich zu schwach, um zu telefonieren. Den Weg ins Wohnzimmer, in dem der Apparat stand, konnte ich nicht mehr zurücklegen. Außerdem kostete mich das Wählen und Sprechen zuviel Kraft. Ich hatte mich inzwischen völlig isoliert. Ich bat meine Schwester, mir keine Anrufe mehr durchzustellen und alle Besuche abzuwimmeln. Ich erhielt daraufhin einige erboste und enttäuschte Briefe von Freundinnen und Freunden, die mein Verhalten kritisierten.

Die Lähmung schritt weiter fort. Ich bekam mein Essen im Zimmer serviert und verließ es nur, um ins Bad zu gelangen.

Dabei schob ich einen Stuhl sehr langsam an der Lehne vor mir her, auf den ich mich aufstützte. Diese Tätigkeit war so schmerzhaft, daß ich, im Badezimmer angekommen, mich erst einmal auf einen vor dem Waschbecken stehenden Stuhl setzen mußte, um mich auszuruhen und das Abklingen der Schmerzattacke abzuwarten. Aus Angst vor den Strapazen, die der Weg ins Badezimmer mit sich brachte, begann ich die Körperhygiene zu reduzieren – Waschen nur alle zwei Tage. Allmählich hatte ich Schwierigkeiten, die Toilette rechtzeitig zu erreichen, da ich mich eine halbe Stunde vorher mit meinem Stuhl auf den Weg machen mußte. Offenbar hatte die fortschreitende Lähmung aber auch die Schließmuskeln erfaßt. Es hatten sich inzwischen drei wunde Stellen an meinem Unterleib gebildet, die durch zu langes Liegen auf der gleichen Stelle entstanden waren.

Die Schilderungen über mein Befinden schienen den Homöopathen so beeindruckt zu haben, daß er mich empfangen wollte. Ich wurde mit dem Auto hingebracht. Die Fahrt verlief qualvoll. In jeder Kurve und bei jeder Erschütterung erlitt ich ungeheure Schmerzschübe. Meine Schwester und mein Schwager trugen mich ins Behandlungszimmer. Der Arzt war über meinen Zustand schockiert. Er machte meiner Schwester Vorwürfe, sie hätte den Ernst meines Zustands klarer darstellen sollen. Natürlich war der Vorwurf unbegründet. Ich hatte seit Wochen den Ernst und die Schwere meiner Krankheit selbst telefonisch sehr deutlich geschildert. Die Spazierfahrt hatte außer den unglaublichen Strapazen, von denen ich ohnmächtig zu werden drohte, nichts gebracht. Wieder Globuli und wieder keine Wirkung.

Feuerwerksmusik
und Psychosomatische Ambulanz

Zu den Schmerzen kam die Tatsache, daß ich mich unaufhaltsam auf ein infantiles, hilfloses, für einen Erwachsenen erniedrigendes Stadium zurückentwickelte. Meine ein- und zweijährigen Neffen waren in der Lage, sich sicherer fortzubewegen als ich. Bald würden sie ihre Windeln nicht mehr brauchen.

In dieser ausweglosen Situation erfuhr ich von einem »Heiler«, einem Mann, der sowohl durch Handauflegen als auch durch Kräfte, die über größere Entfernungen wirkten, Kranken helfen könnte.

Der Heiler wohnte in Stuttgart, deshalb vereinbarte ich mit ihm eine telepathische Behandlung per Telefon. Viel unseriöser als so mancher vorangegangene Arztbesuch könnte dieses Verfahren nicht werden, dachte ich mir. Der Heiler forderte mich auf, mir ein bequemes Bett in einem ruhigen Zimmer zu richten. Ich sollte zu einem bestimmten Zeitpunkt in entspannter Lage die Feuerwerksmusik von Händel hören. Er würde mich danach sofort anrufen und mir die Ergebnisse seiner Meditation, die er mit seiner Frau durchführen wollte, mitteilen.

Ich saß in verkrampfter Haltung auf meinem Bett. Aus den Lautsprechern der Stereoanlage, die mir ins Zimmer gestellt worden waren, dröhnte die Feuerwerksmusik. Wieder einmal wußte ich nicht, ob ich lachen oder weinen sollte. Die Situation war absurd. Ich entwickelte mich zum totalen Krüppel und hörte klassische Musik, um diese Entwicklung zu stoppen. Hätten die zahllosen wissenschaftlich-rationalen Untersuchungen der letzten Monate zu irgendwelchen greifbaren Ergebnissen geführt, so hätte ich mich niemals auf solch eine Situation eingelassen. Ich war mit meiner Weisheit einfach völlig am Ende.

Nach der vereinbarten halben Stunde kam der Anruf des Heilers. Ich hätte eine starke Gastritis, die wahrscheinlich von unverarbeiteten Problemen herrührte. Die Gastritis würde jetzt ausheilen. Von einer Rechnung über 120 DM für die »Behandlung« einschließlich mitgeschickter Kassette mit »Alpha-Musik« abgesehen, die an den eigenartigen Vorgang noch einmal erinnerten, vergaß ich den »Heiler« sehr schnell.

Ich zerbrach mir den Kopf darüber, was ich noch versuchen könnte. Da ich mich sehr viel mit Hypnose beschäftigt hatte, bemühte ich mich um einen Termin bei einem Hypnosetherapeuten. Wegen der Weihnachtsfeiertage hatte ich kein Glück.

Mir gelang es jedoch, einen Termin bei der Psychosomatischen Ambulanz der Universität zu vereinbaren – einer der zahllosen Ratschläge, die ich während der vergangenen zwei Jahre erhalten hatte. Ich erfuhr, daß dieser Gesprächstermin die Voraussetzung zur stationären Behandlung wäre.

Von meinen Verwandten ließ ich mich zur Ambulanz bringen. Inzwischen war ich gezwungen, auf einem fahrbaren Bürostuhl sitzend, zum Auto geschoben zu werden, da ich auch mit fremder Hilfe nicht mehr in der Lage war, aufrecht zu gehen. Beim Eingang des Gebäudes eilte eine beherzte Passantin zu Hilfe, als sie sah, wie ich die Treppen hinaufgeschleppt wurde.

Das Gespräch mit dem Therapeuten verlief wie die meisten der vergangenen Monate: »Es ist die Mutter!« Immerhin empfahl der Gesprächstherapeut eine nochmalige medizinische Abklärung meiner Symptomatik.

Mich wunderte meine eigene Disziplin, die ich ständig für diese aussichtslosen zeit- und kräfteraubenden Termine aufbrachte. Mein Ziel war jetzt die Einweisung in die Klinik, egal in welche Abteilung. Ich merkte, daß ich meiner Schwester, vor allem aber meinem Schwager, zur Last fiel. Schließlich war ich zum Pflegefall geworden. Man hätte mich nachts stündlich lagern müssen, um ein weiteres Wundliegen zu verhindern. Ich konnte mich nicht mehr selbst versorgen, weder mich waschen noch auf die Toilette gehen.

Die Zuständigen der Psychosomatischen Ambulanz wollten

mit mir vor der Einweisung erst einen zweiten Termin vereinbaren. Ich sollte noch einen Monat abwarten. Dann erst
hätte ich die Möglichkeit, in die Klinik aufgenommen zu
werden. Ich ließ mir den Termin zwar geben, sagte ihn aber
ein paar Tage später ab. Ich konnte das Haus nicht mehr
verlassen. Ich rief mehrmals bei der Psychosomatischen Abteilung des Krankenhauses Bogenhausen an und schilderte
meine Situation so dramatisch wie sie war. Ich erhielt einen
Aufnahmetermin zur stationären Behandlung, auf den ich
jedoch noch einige Wochen warten sollte.

Der folgende Silvesterabend war der traurigste, den ich je
erlebt hatte. Da mich jede Regung maßlos anstrengte – Telefonieren, Sprechen, Schauen und jede Bewegung –, verkroch ich mich in mein kleines Zimmer und schloß die Tür.
Ich saß, so gut ich eben noch sitzen konnte bei der schmerz-
verzerrten krummen Körperhaltung, an einem Tisch, auf
dem eine Kerze brannte. Mir liefen die Tränen, und ich
wünschte, die Raketen, Kracher und Böller, die verpulvert
wurden, wären Pistolenschüsse, die mich tödlich treffen und
erlösen würden.

Klinik

Am 29. 1. 87 wurde ich zur Aufnahme in die Psychosomatische Abteilung des Krankenhauses München-Bogenhausen gebracht. Meine Schwester und mein Schwager setzten mich in einen der Rollstühle, die am Eingang standen. Nachdem die Aufnahmeformalitäten erledigt waren, transportierte man mich in ein Zimmer im dritten Stock. Ich wurde über die üblichen Prozeduren und Gewohnheiten der Abteilung unterrichtet. Jeder Patient habe dort einen Therapeuten und einen sogenannten Körperarzt, der für das leibliche Wohl, also für die körperlichen Erscheinungsformen der Beschwerden zuständig sei. Ich bekam einen Gesprächstermin mit dem Psychotherapeuten für den folgenden Tag. Man erklärte mir, es werde Wert darauf gelegt, daß alle Patienten oder Klienten – hier sollte ich eine Zwitterstellung haben – im Gruppenraum zu den Mahlzeiten erscheinen. Der Kommunikation der Leute untereinander werde besondere Bedeutung beigemessen.

Zwar waren meine Schwierigkeiten mit der Fortbewegung offensichtlich, doch schließlich befand ich mich ja in der Psychosomatischen Abteilung, in der körperliche Beschwerden nicht als rein organisch verursacht gesehen werden. Der Umgang der Patienten miteinander war schon Bestandteil der Therapie. Ich sah dort keinen Menschen, der in einer so erbärmlichen Verfassung gewesen wäre wie ich. Mir war aber inzwischen alles gleichgültig geworden, und ich verfiel in eine traurige Apathie. Um mir das Gehen zu erleichtern, wurde mir ein merkwürdiges Gestell mit Rädern und Handbremse gegeben, mit dem ich mich künftig fortbewegen sollte, möglichst aufrecht und möglichst »normal«. Lieber wäre ich nach bewährter Manier wie ein Käfer auf allen vieren den Krankenhauskorridor entlanggekrochen.

Am nächsten Tag arbeitete ich mich aus meinem Bett heraus und hangelte mich zunächst am Bettgestell, dann an einer Stange entlang, um einen Stuhl zu erreichen. Der zweite Stuhl, der meinem gegenüberstand, war für den Psychoanalytiker bestimmt, bei dem ich heute meine erste Stunde haben sollte. Natürlich versprach ich mir von solch einem Termin überhaupt nichts mehr. Die Mutter- und Vater-Beziehungen, die Verhältnisse zu den Geschwistern, die Frauen-Beziehungen – ich hätte das Protokoll des folgenden Gespräches schon vorher selbst verfassen können.

Ich angelte den Therapeuten mit den dicken Würmern der zwischenmenschlichen Beziehungen. Er biß sofort an. Ich war überlegen und hatte meine Ruhe. Meine Routine, die ich mit Analytikern, Bioenergetikern, Verhaltens- und anderen Therapeuten gewonnen hatte, machte den Ablauf eines solchen Gesprächs für mich völlig berechenbar.

Statt meines »Körperarztes«, der an diesem Tag nicht erreichbar war, ließ der Therapeut einen Neurologen kommen, der Zustand und Grad meiner Lähmung beurteilen sollte. Es erschien der Oberarzt der Neurologischen Abteilung.

1001 Ärzte, dachte ich. Was würde nun kommen? Multiple Sklerose mit Gastritis, mit Lebensängsten und tiefen Depressionen kombiniert. Vielleicht auch ein Ulcus duodeni mit neurotischen Lähmungen. Würde ich diesmal statt Vitamin-B-Taletten ein Multivitaminpräparat erhalten? Oder bekäme ich von Anfang an Placebos? Möglicherweise werden in dieser Abteilung leichter Psychopharmaka verschrieben, die eventuell die Parkinsonsche Krankheit auslösen.

Der Neurologe machte wider Erwarten auf mich einen sympathischen Eindruck. Er wirkte, als wäre er mit seinem Beruf eins, als mache ihm seine Tätigkeit Spaß. Seine Augen blitzten lebhaft und vermittelten mir geistige Beweglichkeit und Wachheit. Außer seinem Neurologenhämmerchen, das aus der Kitteltasche guckte, hatte er keine weiteren diagnostischen Hilfsmittel bei sich. Er stellte mir eine Reihe präziser Fragen über die Schmerzen und die Lähmungserscheinungen. Dann tastete er meinen Bauch ab. Er meinte, mit Magen oder Pankreas könnten die Schmerzen nichts zu tun haben. Ein Kranker, der an Magen- und Bauchkrämpfen leide, habe einen verkrampften und harten Bauch, meiner sei weich. Eine kurze, knappe Erkenntnis, ohne medizinische Hilfsmittel, aber diesmal mit logischer Folgerung.

Nun untersuchte er die Wirbelsäule mit seinem Hämmerchen. Als er die sechsten bis achten Brustwirbel abklopfte, wäre ich vor Schmerz fast ohnmächtig geworden. Er ließ eine Schwester kommen, die mir ein Analgetikum injizierte. Dann resümierte er kurz: »Der hat wahrscheinlich einen Tumor im Rückenmark, der muß hier schleunigst weg!«

Kurz darauf erschien der Assistenzarzt. Sie fuhren mein Krankenbett eigenhändig in die überdimensionalen Diagnostikräume im Keller des modernen Krankenhauses. Unterwegs betonte der Oberarzt, daß er sich seiner Sache ziemlich sicher sei. Der Druckschmerz sei typisch.

Ich erinnerte mich sofort, daß der Druckschmerz vor vielen Monaten an der gleichen Stelle schon festgestellt worden war – auch von einem Neurologen, nur daß der zu dem Schluß kam, ich simuliere.

Zunächst erhielt ich eine Morphiumspritze, damit ich die äußerst schmerzhaften Untersuchungen überstehen würde. Man führte als erstes eine Myelographie durch, eine röntgenologische Untersuchung des Rückenmarkkanals, bei der ein Kontrastmittel eingespritzt wird. Vorher sollte ich ein Formular unterzeichnen, das mich über Risiken und mögliche Folgen dieses Verfahrens aufklärte. Ich war nicht einmal mehr dazu fähig, eine Unterschrift zu geben.

Die Diagnose

Auf dem Bildschirm zeigte sich, auch für mich erkennbar, ein kompletter Stopp des Kontrastmittels in Höhe der Deckplatte des achten Brustwirbels. Die Kontrastmittelsäule war nach oben gebogen. Der Tumor schien das Rückenmark völlig eingeengt zu haben.

Die Schmerzen waren erträglich geworden, die starke Injektion zeigte ihre Wirkung. Allerdings war mir jetzt sehr übel. Die folgende Computertomographie erlebte ich in einem Dämmerzustand mit Übelkeitsanfällen. Die CT bestätigte die Tumordiagnose. Die Untergrenze war deutlich dargestellt. Der Tumor war »homogen« und »hochgradig einengend«, wurde mir gesagt.

Nun wurde ein Kernspintogramm erstellt. Anstelle von Röntgenstrahlen oder radioaktiven Stoffen werden dabei zur bildlichen Darstellung des Körpers Radiowellen in einem Magnetfeld verwendet. Die gemessenen Signale werden von einem Computer zu einem Bild verarbeitet. Die Untersuchung war mir unangenehm, weil ich auf einer beweglichen Liege in eine Röhre mit einem Durchmesser von nur 70 cm geschoben wurde. Der Vorgang dauerte etwa eine Stunde, wobei die sogenannten funktionsbedingten Geräusche nicht gerade Behaglichkeit erzeugten. Das Ergebnis: Der Tumor erstreckte sich vom sechsten bis zum achten Brustwirbel und hatte das Rückenmark total abgedrückt.

Meine Gefühle über die Diagnose, auf die ich zwei Jahre und zwei Monate sehnsüchtig gewartet hatte, kann ich kaum in Worte fassen. Nach der langen Zeit der Ungewißheit brauchte ich anscheinend Zeit, um mir über die neue Situation richtig klarzuwerden. Ich war selig, erleichtert, stolz auf meine Zähigkeit. Wie ein Film liefen die zahllosen Arzt- und Psychologenbesuche in meinem Kopf ab. Die vielen Interpretationen, Mußmaßungen, Ratschläge meiner Bekannten, Verwandten und Freunde. Die psychologischen Erklärungen und Belehrungen. Ich geriet in einen euphorischen

Zustand, der die Folgen des Tumors in den Hintergrund treten ließ.

Ich lag die ganze Nacht wach und überlegte, weshalb ein Neurologe mit etwas Fingerspitzengefühl innerhalb weniger Minuten die richtige Diagnose stellte und gut dreißig Ärzte, die sich teils gesundheitsschädlicher, jedenfalls aber sehr aufwendiger diagnostischer Methoden bedient hatten, über zwei Jahre lang nichts gefunden hatten.

Das Wichtigste war für mich an diesem Abend die Tatsache, daß ich mein Selbstverständnis und Selbstwertgefühl wiedergewonnen hatte. Ich wußte es eigentlich immer. Ich wußte, daß die richtige Diagnose noch gestellt werden mußte. Nun war es soweit. Aber es schien zu spät.

Ich spürte, wie sich die Lähmung fast stündlich verschlimmerte. Sie erstreckte sich inzwischen bis zu den Rippenbögen, wobei die linke Seite stärker betroffen zu sein schien. Ich hatte das Gefühl für meinen Unterleib verloren. Er kam mir unendlich schwer und wie ein Fremdkörper vor. Er war etwas, das mit meinem Oberkörper verwachsen war, aber nicht zu mir gehörte. Ich traute mich nicht mehr, ohne Hilfe eine Bewegung zu machen. Beispielsweise konnte ich mich im Bett nicht mehr allein umdrehen, von selbständigem Gehen ganz zu schweigen. Ich hatte kaum noch ein Gespür für Miktion und Defäkation, wie es die Mediziner nennen: Ich wußte nicht mehr, wann ich auf die Toilette mußte; einen Druck oder Drang empfand ich nicht. Zudem reagierten die Schließmuskeln kaum noch. Aber all diese ernsten Beschwerden und die Aussicht auf eine Querschnittslähmung beeindruckten und beschäftigten mich nicht. Ich befand mich noch immer in einem Zustand der Glückseligkeit über die richtige Diagnose des Oberarztes. Ich malte mir aus, wie meine Verwandten, Bekannten und Freunde reagieren würden. Wie würden sich vor allem diejenigen verhalten, die mir eine psychosomatische Ursache einzureden versucht hatten? Was die künftigen Probleme anbelangte, die sich aus einer Querschnittslähmung wegen der verspäteten Diagnose ergeben konnten, machte ich mir keine Gedanken. Ich war sicher, daß ich das, nach all dem, was ich bisher ausgehalten hatte, auch noch schaffen würde.

Nach den qualvollen Untersuchungen hatte man mich in einem mit sechs Betten vollgestopften Zweibettzimmer der Neurologischen Station untergebracht, weil alles überfüllt war. Es herrschte eine deprimierende Stimmung in dem Zimmer. Die anderen Kranken waren ältere Männer, die ständig alles unter sich gehen ließen und gewickelt wurden. Weil die Krankenschwestern aber mit den hygienischen Maßnahmen nicht mehr nachkamen, hatte sich ein stechender Uringeruch breitgemacht.

Der Assistenzarzt besuchte mich am nächsten Morgen und begann mit mir über meine Zukunft zu philosophieren. Ich war von dem Gespräch sehr angetan. Es war ein jüngerer Arzt, dem ich meine »Via dolorosa« noch mal erzählte. Er machte mich auf bestimmte Symptome, die schon vor Jahren deutlich waren, aufmerksam. Einzig beunruhigend war für mich der Satz: »Wenn Sie hier heil rauskommen, überlegen Sie genau, was Sie mit Ihrem Leben machen.« Ich bohrte nach und erfuhr allmählich, daß keiner der Ärzte die Hoffnung hatte, daß sich die Lähmungen regenerieren würden. Ich wurde auf die Größe des Tumors hingewiesen und auf meinen momentanen Zustand. Außerdem ließ ich mir erklären, daß es ein ungeheuer schwieriges Unterfangen sei, aus dem Rückenmarksgewebe einen Tumor herauszuschneiden, ohne daß anderes Gewebe in Mitleidenschaft gezogen würde. Zudem war das Rückenmark vollständig abgedrückt, wie die Untersuchungen ergeben hatten.

Ich ließ die neuen Probleme, auf die man mich offenbar vorbereiten wollte, nicht an mich herankommen. Mir reichte schon, daß ich nicht an Multipler Sklerose erkrankt war.

Nach der Verlegung in die Neurochirurgische Abteilung durfte ich ein letztes Mal im Rollstuhl auf den Korridor hinausgefahren werden, weil meine Mutter und meine Geschwister zu Besuch gekommen waren. Im Gegensatz zu mir waren sie sehr ernst und erschraken über den Rollstuhl. Ich fühlte mich recht entspannt und meinte nur: »Jetzt haben wir's!«

Der Grund für ihre todernste Stimmung waren zwei Anrufe der verantwortlichen Klinikärzte gewesen. Sie wurden über die Hoffnungslosigkeit meines Zustandes und die bevorste-

hende Operation informiert. Nach dem Eingriff würde ich
zum Pflegefall werden. Man erkundigte sich bei meiner Familie, wer mich aufnehmen könnte. Ich versuchte sie zu be-
ruhigen. Wie viele Ärzte hatten in den letzten zwei Jahren
über mich geurteilt! Das einzige, was hundertprozentig ak-
zeptabel und gelungen schien, war die Diagnose des Tumors. Sollte ich deshalb nun voll und ganz den Ärzten und
dem, was sie sagten oder vermuteten, Glauben schenken?
Ich beschloß, mir selbst am meisten zu vertrauen.
Nachdem meine Geschwister und meine Mutter in großer
Sorge wieder gegangen waren, kam ein katholischer Pfarrer
und schien mir die letzte Ölung geben zu wollen. Ich kam
mir wie ein zum Tode Verurteilter vor, dem man in der
Nacht vor der Hinrichtung einen Priester geschickt hatte. Er
wußte offenbar über die Operation und die Schwere der
Krankheit Bescheid und schien mich seelisch auf den Eingriff vorbereiten zu wollen. Er sagte, der Chefarzt würde
mich operieren, er sei eine Kapazität auf dem Gebiet der
Neurochirurgie und würde sicher sein Bestes geben. Mir fiel
das Gerede auf die Nerven. Wäre ich nach all den Vorerfahrungen nicht so gefestigt gewesen, hätte mich der Pfarrer
richtig demoralisieren können. Als dann noch von der
Psychosomatischen Abteilung eine junge Therapeutin erschien, um mir Trost zu spenden und mich auf die »harte
Realität« vorzubereiten, die mich angeblich erwartete, bat
ich die Schwester, niemanden mehr hereinzulassen.
Der Stationsarzt, der Oberarzt und die Anästhesistin statte-
ten mir noch einen Besuch ab. Alle drei waren so ernst wie
die vorigen Besucher. Der Stationsarzt beschrieb mir das
Nervengewebe als das feinste Gewebe am menschlichen
Körper überhaupt. Man könne nie wissen, wie sich das ope-
rierte Rückenmark verhalte. Man könne nur den Tumor
entfernen, inwieweit das Rückenmark dabei in Mitleidenschaft gezogen werde, sei unvorhersehbar, das hänge unter
anderem davon ab, wie die Geschwulst mit ihm verwachsen
sei. Man vermute immerhin einen gutartigen Tumor, was
aber auf das abgeklemmte Rückenmark leider keinen Einfluß habe. Mir war meine Situation klar, aber das verunsicherte mich nicht.

Die Anästhesistin füllte mit mir einen Aufklärungs- und Ana-
mnesebogen aus. Mich interessierten die Formalitäten nicht.
Der Eingriff könnte tödlich ausgehen, erklärte sie mir,
könnte Behinderung zur Folge haben. Die Einwilligungser-
klärung zur Operation unterschrieb ich natürlich. Ich fühlte
mich wie in einem Flugzeug, in dem vor dem Start von den
Stewardessen die Sauerstoffmasken- und Schwimmwesten-
»Gymnastik« vorgeführt wird. Dinge, die mehr formalen als
praktischen Charakter haben. Ich wünschte mir, daß mein
Flugzeug endlich startete.

Als letztes Lebenszeichen von außen vor der Operation bekam ich einen Anruf von meiner Schwester. Sie sollte mir
von dem homöopathischen Arzt ausrichten, ich möge mich
auf keinen Fall operieren lassen, sondern so schnell wie
möglich die Klinik verlassen und mich bei ihm melden. Ich
bat meine Schwester, dem Arzt von meinem festen Entschluß zur Operation zu berichten. Der Homöopath war
aber in diesen Tagen, wie ich später von meiner Schwester
erfuhr, nicht erreichbar...

Ohne Pulsationen

Am nächsten Morgen verlief alles sehr schnell. Unmittelbar nach dem Aufwachen bekam ich eine Injektion, die mich in einen angenehm gleichgültigen Zustand versetzte. In meinem Bett wurde ich von zwei Krankenschwestern in den Aufzug und von dort in die Operationsabteilung gefahren. Das Bett wurde dann an eine Art Durchreiche dicht herangerollt, die gläserne Trennwand zum OP geöffnet und ich auf die dahinter bereitstehende Liege durchgeschoben. Nachdem mir der Schlafanzug ausgezogen worden war, wurde ich auf der Bahre auf den Bauch gelegt. Gerade noch spürte ich, wie in die schon am Vorabend vorbereitete Sonde in der Vene etwas eingeführt und injiziert wurde. Die quälenden Schmerzen, die ich über zwei Jahre erdulden mußte, verschwanden, und ich verlor das Bewußtsein.

Beim ersten Erwachen aus der Narkose erkannte ich das Gesicht meiner Mutter. Als ich das volle Bewußtsein wiedergewonnen hatte, bemerkte ich sofort die Rückenlage. Über zwei Jahre hatte ich so nicht mehr liegen können. Die optische Perspektive war so ungewohnt, daß ich mich sofort aufsetzen wollte. Ein Schmerz durchzuckte meinen Rücken, allerdings nur ein leichter Wundschmerz, der bei ruhiger Rückenlage gleich wieder verschwand. Jetzt wurde mir voll bewußt: Ich hatte keine Schmerzen.

Vorsichtig atmete ich, immer tiefer – keine Schmerzen. Ich räusperte mich, hustete, betastete mit der rechten Hand meinen Oberkörper. Die Schmerzen waren verschwunden. Nach gut zweijähriger Schmerztortur ein königliches Gefühl! Totale Schmerzfreiheit – eine Erlösung. Um mit diesem Aspekt meines neuen Zustandes fertig zu werden, sollte ich tatsächlich mehrere Wochen brauchen.

Als ich meinen Körper weiter abtastete, erschrak ich. Eine warme, leblose Masse. Das mußte mein Unterleib sein. Ich strich mit der Hand vom Hals bis zu den Oberschenkeln. Etwa von der Mitte des Oberkörpers an abwärts spürte ich meine Hand nicht mehr. Die pessimistischen Ärzte hatten also recht behalten: eine Querschnittslähmung. Ich versuchte die Beine anzuwinkeln. Es rührte sich nichts. Ich bemühte mich, schwitzte, wieder und wieder, ohne Erfolg. Ich versuchte mit beiden Händen nachzuhelfen. Ich umklammerte meinen Oberschenkel und versuchte ihn hochzuziehen. Er und der übrige Unterleib fühlten sich bleischwer an. Nur durch die Körperwärme spürte ich die Zugehörigkeit zu mir. Es machte kaum einen Unterschied, ob ich die Bettkante oder mein Bein berührte, nur waren meine Beine weicher und wärmer als das Bettgestell.

Später erschrak ich über die Darmgeräusche. Ich spürte den Darm nicht mehr, vernahm aber ein Glucksen und Gurgeln. Es hätte aus dem Radio stammen können und hatte mit mir nichts zu tun. Mit Entsetzen fiel mir die Frage ein, wie ich auf die Toilette kommen könnte. Gehen war ohnehin nicht möglich, und außerdem hatte ich in Darm und Blase keinerlei Gefühl mehr.

Allmählich begann ich zu begreifen: Die demoralisierenden Sprüche und der Ernst der Leute vor der Operation hatten den Zweck, mir den postoperativen Schock zu mildern. Ich zögerte einige Sekunden. Sollte ich mich mit dem Zustand abfinden? Die Antwort, die ich mir selber gab, lautete nein. Ich werde nicht glauben, was mir gesagt wurde und was mir noch gesagt wird. Ich werde nicht aufgeben, keiner »Realität ins Auge sehen«, mich an nichts gewöhnen, mit nichts abfinden. Ich werde wieder gehen können, Schlittschuh laufen, tanzen, joggen, schwimmen und alles tun, was mir Spaß macht.

Mein Nachbar im Krankenzimmer ließ leise sein Radio laufen. Udo Lindenberg sang: »Hinterm Horizont geht's weiter.« Das Lied war in diesem Jahr sehr populär und wurde oft gespielt. Der Song mit seiner unter die Haut gehenden Melodie prägte sich mir gut ein und wurde zu meinem Kampflied. Ich konnte keinen Marsch gebrauchen. Etwas Eisernes, Martialisches hätte eine Entwicklung zum Positiven blockiert. Ich brauchte eine Haltung lockerer Sicherheit und einen entspannten Glauben an meinen Erfolg.

Ein ganzer Schwarm von Ärzten, an der Spitze der Chefarzt

der Neurochirurgischen Abteilung, betrat mein Zimmer. Sie hatten eine sehr ernste Miene aufgesetzt, und ich ahnte schon, was sie mir sagen wollten. Bevor sie mit mir sprachen, zogen sie die Bettdecke zur Seite und tasteten meine Beine ab. »Du spürst nix, gell!« versicherte sich der Chefarzt, der mich operiert hatte. Er duzt jeden und wirkt, wenn man ihn nicht kennt, etwas grob. In Wirklichkeit ist er sehr weich, herzlich und von erfrischender Direktheit. »Dein Rückenmark war leer wie ein Schlauch«, erklärte er mir. Es sei ein sehr schwerer Eingriff gewesen, der gute fünf Stunden gedauert hätte und mit Hilfe eines Elektronenmikroskops durchgeführt worden sei. Er wolle keine »Sprüch machen« und mir den Ernst der Lage nicht verschweigen.

Aus der histologischen Untersuchung erfuhr ich, daß der Tumor ein »4 × 2 × 1,2 cm messendes, glatt begrenztes Gewebsstück von gallertartigem Aussehen« gewesen sei. Im OP-Bericht hieß es, »das weit nach latero-basal (seitlich-unten) verdrängte Mark liegt jetzt völlig frei, und es zeigen sich leider keinerlei Pulsationen mehr«. Vorher sei »die daumengroße Geschwulst vom schwergeschädigten Rückenmark abgelöst worden«. »Leider keinerlei Pulsationen« war ein sicheres Anzeichen dafür, daß sich das Rückenmark nicht mehr regenerieren würde. Ein Gewebe ohne Pulsation ist totes Gewebe. Der Tumor war, wenn auch gutartig, zu groß, hatte das Rückenmark völlig abgedrückt. Er war eben zu spät erkannt und operiert worden.

Diese Tatsachen wurden mir eröffnet, damit ich die Realität kenne. Man schien in dieser Klinik auf dem Standpunkt zu stehen, den Patienten gegenüber lieber hart, aber offen zu sein, als ihnen aus Rücksicht bittere Wahrheiten zu verschweigen.

Ich sollte künftig, vor allem bei Überweisungen zu Untersuchungen in anderen Abteilungen, nicht mit meinem Namen, sondern mit »der Querschnitt von 32« (Station 32) betitelt werden. Als ich wegen einer Antibiotika-Allergie in die Dermatologische Abteilung gebracht worden war, stand nach Abschluß der Behandlung mein Bett im Korridor, während die Hautärztin mit meiner Abteilung telefonierte: »Der Querschnitt von 32 soll bitte abgeholt werden«, sagte sie. Dann legte sie mir die Unterlagen und Befunde auf den Bauch und verschwand. Der Aktenordner enthielt die Aufschrift »Querschnitt Stat. 32«.

Ich wurde in den kommenden neun Tagen bis zu dreimal täglich katheterisiert, weil ich auf die Blasentätigkeit keinerlei Einfluß hatte. Ich wurde Tag und Nacht, spätestens alle zwei Stunden, »gelagert«. Pfleger und Schwestern kamen zu viert, faßten gleichzeitig am Bettuch an, auf dem ich lag, und drehten mich auf Kommando in die verschiedensten Lagen. Ich kam mir vor wie ein Braten, der von allen Seiten garen soll. Nachts immer wieder geweckt und gewendet zu werden, kann nervenaufreibend sein. Dennoch war diese nächtliche Störung im Vergleich zu den schmerzensreichen Nächten der vergangenen Jahre harmlos.

Eines Tages erschien wieder die junge Psychologin, mit der ich in der Psychosomatischen Abteilung kurz zu tun gehabt hatte, in meinem Zimmer. Sie setzte sich an mein Bett und sprach davon, daß ich jetzt in meiner schweren Situation seelischen Beistand brauche, den sie mir leisten wolle. Ich solle mich »mal richtig ausweinen«, empfal sie mir. Ich betonte, daß es für mich nichts zu weinen gebe. Außerdem hätte ich die schwierige Lage bald überwunden. Mein Zustand sei vorübergehend. Daraufhin sah sie mich sehr mitleidsvoll an und forderte mich auf, meinen Widerstand gegen die harte Realität aufzugeben. Es sei besser für mich, wenn ich meine Lage so sähe, wie sie ist, und mich daran zu gewöhnen versuche. Ich sei von nun an querschnittsgelähmt, werde ein Leben lang behindert bleiben und solle als vernünftiger Mensch mich gegen die Tatsachen nicht wehren.

Anfänglich hatte ich für die Psychologin Verständnis. Wie sie zu dieser Ansicht gelangt sein konnte, vermochte ich mir zu erklären. Als sie jedoch hartnäckig blieb und mir die »Aussichtslosigkeit« meiner Situation und meine lebenslange Behinderung einreden wollte, erregte ich mich heftig. Ich forderte sie auf zu gehen und läutete gleichzeitig nach der Schwester, die ich bat, diese Dame nie wieder hereinzulassen.

Offenbar war die Psychologin, wie eigentlich alle Mediziner, die sich mit mir befaßten, der Ansicht, daß ich querschnittsgelähmt bleiben würde. Es sprach ja nichts gegen eine andere Auffassung, insoweit wollte ich die Therapeutin auch verstehen. Wenn ich ihrer Meinung nach mit einer großen Illusion lebte, so brauchte sie mich dennoch nicht mit dieser ungeheuren Penetranz zu demoralisieren, fand ich.

Ich kam bald darauf in ein Einzelzimmer, und es wurde ein umfangreiches Behandlungsprogramm zusammengestellt. Zunächst machten die ständigen Blaseninfektionen ein weiteres Katheterisieren unmöglich. Ich bekam Antibiotika verabreicht, die wiederum Allergien auslösten. Man brachte in der Urologischen Abteilung einen »suprapubischen Katheter« an, einen Schlauch, der durch die Bauchdecke in die Harnblase gelegt wird. Er ragt wie ein künstlicher Ausgang aus dem Bauch heraus und wird mit einem Plastikbeutel verbunden, an dessen Oberseite sich ein Hahn zum Auf- und Zudrehen befindet. Diese Vorrichtung hat den Vorteil, daß man auch jederzeit den Urin über die Harnröhre ausscheiden kann, wenn man dazu in der Lage ist. Das Ganze wird vom Krankenhauspersonal liebevoll »Puffi« genannt. Wenn einem Patienten ein »Puffi« gelegt wird, zeugt das aber auch in gewisser Weise davon, daß man ihn aufgibt. Katheterisiert wird immer nur vorübergehend, dabei besteht die Hoffnung, daß der Urin bald wieder auf normalem Weg ausgeschieden wird. Offenbar bestand bei mir diese Hoffnung nicht mehr.

Als weiterer Programmpunkt wurde mir eröffnet, daß künftig eine Krankengymnastin mit mir arbeiten würde. Man wollte mich langfristig »mobilisieren«, d. h., mich soweit vorbereiten, daß ich mit einem Rollstuhl umgehen könnte und dabei so selbständig wie nur möglich würde. Ich sollte dann ein regelrechtes »Rollstuhltraining« absolvieren. Mein Oberkörper sollte durch intensives Hanteltraining gekräftigt werden, da die Arme künftig viele Funktionen der Beine übernehmen müßten.

Die Krankengymnastin hatte ein genaues Konzept, nach dem sie vorgehen wollte. Die ersten Tage verbrachte sie damit, mit mir Atemübungen zu machen, damit ich die Kurzatmigkeit, die ich mir im Laufe der letzten Jahre angewöhnt hatte, überwinde. Außerdem mußte ich mit Armen und Händen kreisende und pumpende Bewegungen machen, um meinen katastrophalen Kreislauf in Gang zu bringen.

Nach einigen Tagen war »Aufsetzen« vorgesehen. Nachdem ich gut zwei Wochen nur gelegen hatte, halfen mir die Krankengymnastin und ein Pfleger. Ich hatte das Gefühl, einen Kreislaufkollaps zu erleiden, so ungewohnt war die Stellung. Der Kopf war blutleer. Die beiden hielten mich gut fest, denn vom äußerst schwachen Kreislauf abgesehen, konnte ich nicht sitzen, weil ich meinen Unterleib nicht spürte und deshalb auch keinen Kontakt über das Gesäß zu Stuhl oder Bett fühlte. Ich zitterte, schaukelte hilflos hin und her und drohte vom Bettrand abzustürzen. Als die Übung vorüber war, legte ich mich erleichtert wieder flach auf den Rücken. In den nächsten Tagen wurde das Aufsetzen wiederholt und zeitlich ausgedehnt, bis ich langsam wieder ein Gefühl dafür bekam, daß der Kopf oben ist. Ich krallte mich dabei stets an der Matratze fest, um nicht zu fallen.

Als Erweiterung der Übungen trat das sogenannte Durchbewegen meiner inzwischen nur noch aus Haut und Knochen bestehenden Beine hinzu. Sämtliche Muskeln der Beine und Füße wurden von der Krankengymnastin täglich bewegt, damit sie nicht noch stärker atrophierten. Sie erklärte mir, daß ich voll »mobilisiert« werden müsse, damit die Rehabilitation gelingen könnte. Ich löcherte sie, wie sie meine Zukunft einschätze, merkte jedoch an ihren ausweichenden Antworten und durch ihr Rollstuhlprogramm, daß sie mir keine Chance gab. Ich betonte, daß ich niemals das Rollstuhltraining betreiben würde, weil ich mich nicht auf ein solches Gefährt einrichten wollte. Sie verhielt sich sehr pädagogisch und beteuerte, das Rollstuhltraining solle bei mir der Kreislaufaktivierung dienen.

Ich fand es an der Zeit, mit meinem eigenen Programm zu beginnen. Über Besucher ließ ich mir eine Fülle von Literatur über Autosuggestion und Selbstheilungskräfte besorgen. Die Bücher erschienen mir teils mehr, teils weniger seriös. Dennoch vermochte ich ihnen einiges abzugewinnen.

Sie paßten in meine positive Sicht der Dinge. Um diese Zeit hatte ich zum erstenmal einen Traum, der sich dann jede Nacht wiederholte: Barfuß lief ich einen Sandstrand am Meer entlang. Niemals sah ich mich, auch in anderen Träumen nicht, behindert. Wie ich aus Gesprächen mit behinderten Mitpatienten erfuhr, war das Thema ihrer Träume meist die eigene Behinderung. Sie schien sich auch in den Träumen als Realität festgesetzt zu haben.

Mein Traum kehrte jede Nacht wieder, weil ich mich auch tagsüber auf ihn konzentrierte. Folgende Sätze schrieb ich mir auf ein Blatt Papier:

1. Mir geht es jeden Tag besser.
2. Es gibt jeden Tag einen Fortschritt.
3. Ich bin optimistisch und positiv eingestellt.
4. Die Beine werden kräftiger.
5. Die Sensibilität kommt überall zurück.
6. Ich werde mich wieder bewegen können.
7. Ich werde wieder einwandfrei gehen können.
8. Ich habe eine unerschütterliche Ruhe.
9. Ich weiß, daß ich wieder völlig gesund sein werde.

Diese suggestiven Sätze prägte ich mir gut ein und wiederholte sie, sooft es mir in Ruhe möglich war.

Meine Hauptbeschäftigung war, meine Beine zu bewegen, das heißt, ich vollführte die Bewegung geistig, aber es rührte sich nichts. Der Impuls ging ins Leere. Ich lag auf dem Rücken, die weiße Klinikbettdecke war ordentlich über meine beiden fleisch- und muskellosen Skelettbeine ausgebreitet. Ich versuchte, den rechten Fuß zu bewegen. Er zeigte keine Regung. Ich versuchte es wieder und wieder. Ich konzentrierte mich dabei und starrte auf die weiße Bettdecke, auf die Stelle, unter der sich der Fuß befand. Dann probierte ich das gleiche mit dem linken Fuß. Schließlich versuchte ich, die Beine anzuwinkeln. Es gelang ebensowenig. Ich fuhr mit dem Training fort. Seltsamerweise schwitzte ich dabei, obgleich keinerlei körperliche Anstrengung vorhanden war. Ich begann mit den Beinen zu sprechen. Ich war froh, daß ich in einem Einzelzimmer lag, sonst hätte man mich für verrückt gehalten. Ich sagte zu meinen Beinen: »Bewegt euch doch mal, ich helfe euch! Jetzt ist alles vorbei, ihr könnt euch wieder wie früher bewegen!« Ich massierte sie, soweit ich aus der Liege- bzw. Sitzstellung die Beine mit den Händen erreichen konnte. Ich erzählte niemandem davon. Ich wußte, daß mich niemand ernst genommen hätte. Wenn ich von meinem mentalen Training ermüdete, las ich etwas. Ich unterbrach meine Lektüre aber immer wieder, um den Beinen Impulse zu geben.

Training

Die Krankengymnastin blieb inzwischen viel länger bei mir als vorgesehen. Sie bewegte die Beine durch, und ich mußte ihr meine Atemübungen vormachen. Mir war die Situation immer sehr unangenehm. Nie wußte ich, ob ich nicht ungewollt ins Bett machte. Vor allem bei gymnastischen Übungen ist die Gefahr groß, daß es zur Ausscheidung kommt.

Eines Abends lag ich erschöpft vom Aufsetzen, Durchbewegen der Beine und meinen privaten Sonderübungen flach auf dem Rücken. Die Bettdecke war kurz vorher von der Schwester ordentlich über meinem Bett ausgebreitet worden. Ich blickte zu meinem rechten Fuß und versuchte ihn wie gewöhnlich zu bewegen. Ich traute meinen Augen nicht. Die Bettdecke verschob sich ein wenig. Rasch zog ich sie zur Seite und sah, wie sich mein magerer Fuß langsam bewegte. Es war keine gezielte und dosierte Bewegung, sondern eine unkontrollierte und schwerfällige. Ich wurde sofort ganz euphorisch. Ich übte weiter und weiter. Die Bewegung verstärkte sich. Am nächsten Tag ließ sich auch der linke Fuß, allerdings nur sehr schwach, bewegen.

Ich hatte in dieser Klinik drei Erlebnisse, die in mir eine grenzenlose Begeisterung auslösten:
– die Diagnose des Tumors;
– die Schmerzfreiheit nach der Operation;
– die erste Bewegung meiner Füße.

In den nächsten Tagen trainierte ich unentwegt. Ich machte sehr langsam Fortschritte. Ich hatte das Gefühl, daß die ganze Neurochirurgische Abteilung genauso hingerissen war wie ich. Der Chefarzt der Abteilung besuchte mich mit seinem Ärzteschwarm, und ich mußte die neuesten Fortschritte bei jeder Visite vorführen. Die Krankengymnastin blieb täglich bis zu zwei Stunden, um mit mir intensiv zu üben. Die Schwestern und Pfleger, zu denen ich ein gutes Verhältnis entwickelte, nahmen an meinen Fortschritten und an meiner Freude teil.

Der Chefarzt gab der Krankengymnastin den Auftrag, täglich einen Muskeltest zu machen. Sie brachte dazu eine Tabelle über die »Segmentale und periphere Innervation der Muskeln Thl-s5« mit, in die sie die Veränderungen eintrug. Es gab zur Bewertung der Muskelstärke fünf Stufen. Waren die Noten für die Beurteilung der Muskelkraft von Beinen und Rumpf anfangs bei Null gewesen, so konnte man jetzt einen ganz allmählichen Fortschritt beobachten, der auf der linken Seite schwächer war. Außerdem wurde von einem Neurologen der Abteilung ein sogenanntes Sensibilitätsschema erstellt; auch damit konnte eine – wenn auch zunächst schwache – Entwicklung in Richtung Belebung verzeichnet werden.

Von der engagierten krankengymnastischen Betreuung abgesehen, übte ich selber fleißig und beharrlich weiter. Es war ein umfangreiches Pensum, das es zu bewältigen galt. Ich war inzwischen in der Lage, im Bett ein wenig aufrecht zu sitzen. Die Bauchmuskeln und der Bereich des Unterleibs waren nach wie vor gefühllos. Ich versuchte nun die Regungen, die die anderen Muskeln zeigten, zu differenzieren. Die Krankengymnastin hatte mir die einzelnen Fuß- und Beinmuskeln erläutert. Ich bemühte mich, beispielsweise die Zehen einzeln und die Füße nach innen und außen zu bewegen. Bald gelang es mir, die Beine leicht anzuwinkeln. Dabei zitterte das ganze Bett. Die Spastik war enorm. Ich übte unentwegt. Da ich mit ständigen Fortschritten belohnt wurde, war meine Motivation grenzenlos. Die Krankengymnastin bestärkte mich in meinem Optimismus, trotzdem bestand sie auf dem Rollstuhltraining, das in absehbarer Zeit beginnen sollte. Auf meine direkte Frage hin machte sie keinen Hehl aus ihrer Meinung, daß jederzeit mit einem jähen Ende der positiven Entwicklung gerechnet werden müßte.

Der Oberarzt der Neurologischen Abteilung, der die treffende Diagnose gestellt hatte, ließ sich öfter bei mir blicken und strahlte über die Erfolge. Allerdings versetzte auch er mir einen Dämpfer, indem er mich darauf hinwies, daß die Wiederbelebung des Rückenmarks, die nicht so recht zu erklären sei, jederzeit stagnieren könnte. Es gäbe nichts Unberechenbareres als Rückenmarksgewebe. Ich war nach dem Gespräch einige Minuten betrübt. Mir wäre nie eingefallen, daß die Regeneration plötzlich zum Stillstand kommen könnte. Ich ärgerte mich auch darüber, daß man mich ständig zu demoralisieren versuchte. Zuerst hieß es: »Querschnittslähmung.« Nun begann sich die Lähmung offenbar sehr langsam zurückzubilden, entgegen den Prognosen der Ärzte, da hieß es: »Paß auf, die Entwicklung kann jeden Tag stagnieren!«

Weil ich beschlossen hatte, mir selbst zu vertrauen, wollte ich auch niemanden mehr nach meinem Befinden fragen. Schließlich wußte nur ich, daß sich die Lähmungen völlig verlieren würden. Das war eine der wichtigsten Lehren, die ich aus meinen Erfahrungen gezogen hatte: Ich darf mich als Patient nie vollständig den Ärzten überantworten. Ich vertraute vor allem dem Chefarzt, der mich operiert, und dem Neurologen, der die Diagnose gestellt hatte, uneingeschränkt. Ich bewunderte ihre ärztliche Leistung. Ich wollte aber nicht mein Schicksal völlig in ihre Hände legen. Die Verantwortung für mich selbst konnte mir niemand abnehmen. Mich reute mein bisheriges Verhalten, alle Fachärzte, die ich in der Klinik antraf, mit Fragen über meine Genesung zu überschütten. Für mich war jetzt sonnenklar, daß es sich dabei um meine ureigene Angelegenheit handelte. Der eine diagnostiziert, der andere operiert, genesen und gehen können werde ich. Ich konnte eine ganze Reihe von Patienten beobachten, die sich völlig von den Aussagen der Ärzte abhängig gemacht hatten und sich entsprechend der jeweiligen Prognosen verhielten. Die Folge davon war meist Selbstmitleid und Anpassung, ja Unterwerfung unter ein scheinbar unabänderliches Schicksal.

Die Krankengymnastin erhielt vom Chefarzt die Erlaubnis zu meiner ersten Stehbrettübung. Ich sollte wie eine Statue aufgestellt werden. Neben mein Bett wurde dazu eine Art Brett herangefahren. Ich wurde dann von mehreren Schwestern und Pflegern in Rückenlage auf diese Liege geschoben. Auf dem Brett befanden sich drei Gurte, an denen ich in Bauch-, Knie- und Knöchelhöhe festgeschnallt wurde, so daß ich beim Aufstellen nicht zusammensacken konnte. Zunächst wurde das Brett, das auf Rädern montiert war, waagerecht durch die endlosen Krankenhauskorridore gefahren, bis eine geeignete Stelle zum Aufrichten gefunden war. Meine anfängliche Aufregung wich der Angst. Ich hatte mit meinem lahmen Körper wenig Vertrauen in derartige Experimente. Außerdem war mir durch die flache Lage auf dem Brett und durch das rasante Tempo, mit dem ich durch die Gänge gekarrt worden war, ein wenig übel.

Die Krankengymnastin stellte das Brett langsam auf. Ich stand zum erstenmal wieder senkrecht, wenn auch an drei Stellen des Körpers fixiert. Die Blutleere im Kopf trat wieder ein. Ich fürchtete, ohnmächtig zu werden. Nach fünf Minuten wurde ich heruntergelassen und ins Bett zurückgebracht. In den nächsten Tagen wurde die Stehbrettzeit bis zu einer Stunde gesteigert. Ich gewöhnte mich langsam daran. Die Schwestern in der Neurochirurgischen Abteilung waren meist gut aufgelegt und stellten mich mit meinem Brett an belebten Stellen im Bereich der Station auf, wo ich wie eine Aufsichtsperson strammstand. Manchmal wurde ein Tisch mit Kaffee und Kuchen vor mich hingestellt. Allmählich konnte der eine oder andere Gurt gelockert oder ganz gelöst werden. Ich sackte zwar in den Knien zusammen, konnte aber die Beine aus eigener Kraft wieder strecken. Nach diesen Beuge- und Streckübungen wurde mir klar, daß die Kraft, das Körpergewicht zu tragen, bald zurückgewonnen sein würde. Bedrückend empfand ich nun noch den lästigen Puffi, der überall mitgeschleppt werden mußte. Aber es gelang mir nicht, die Blasentätigkeit zu kontrollieren.

Rollstuhl

Mit funkelnden Augen betrat meine Krankengymnastin das Zimmer und eröffnete mir, daß ich heute nachmittag zum erstenmal im Rollstuhl sitzen dürfte. Sie erkannte sofort meinen Ärger. Es folgte eine Diskussion, in der ich ihr klarzumachen versuchte, daß ich meine Zeit nicht damit verbringen wollte, Fertigkeiten im Gebrauch des Rollstuhls zu erwerben. Ich wollte auf dem schnellstmöglichen Weg das Gehen wieder beherrschen. Dazu wäre es nach meiner Ansicht richtig, intensive Kräftigungsübungen der Beine und Füße durchzuführen sowie Gleichgewichts- und Gehübungen mit Hilfe von Krücken zu probieren. Die Krankengymnastin war mit meinen Vorstellungen überhaupt nicht einverstanden. Sie versuchte mich zu überzeugen: Ich sollte das Rollstuhltraining vor allem zur Kreislaufaktivierung und zur Kräftigung der Armmuskulatur betreiben. Ich hielt entgegen, daß ich meinen Kreislauf durch die von mir gewünschten Aktivitäten genausogut in Gang bringen könnte. Und die Oberarme brauchten nicht so kräftig zu werden, weil ich ohne Rollstuhl zu leben gedächte. Erst als sie mir klarmachte, daß ich mit einem Rollstuhl in der Übergangszeit selbständiger sei und beispielsweise allein das Bad und die Toilette aufsuchen könnte, stimmte ich zu. Aber wieder einmal war deutlich geworden, daß nur ich allein von meiner völligen Genesung und von der Wiedererlangung der alten Beweglichkeit überzeugt war.

Mir wurde nun der Aufbau des Rollstuhls erklärt, das Auf- und Abmontieren der Seitenlehnen und Fußstützen, das Bremsen und das Rückwärtsfahren bzw. Wenden. Am wichtigsten war es mir, selbständig vom Bett in den Stuhl zu gelangen. So konnte ich wirklich Dinge tun, die mir vorher unmöglich gewesen waren. Ich fuhr nun zum Telefonieren, zum Waschen und auf die Toilette. Obgleich ich völlig sicher war, daß ich mein neues Gefährt nur vorübergehend brauchte, benutzte ich es äußerst ungern. Die selbständigen

Fahrten zur Toilette waren jedoch sehr angenehm, weil ich mich jetzt so oft und so lange ich wollte dort aufhalten konnte. Es gelang mir nun, mich auf diese Vorgänge zu konzentrieren und meine Blasen- und Schließmuskeltätigkeit zu reaktivieren. Ein weiterer Vorteil meines fahrbaren Hilfsmittels dämpfte meinen Widerwillen ein wenig: Bisher war ich zum Baden mit einer Tragbahre wie eine Leiche in der Badewanne versenkt worden. Jetzt konnte ich selbst ins Badezimmer rollen und mich nach dem Umsetzen auf einen Hocker in der Dusche allein waschen.

Wenn ich die Korridore des riesigen Krankenhauses entlangfuhr oder den Aufzug benutzte, mußte ich mich mit völlig neuen Reaktionen der Menschen, vor allem der Besucher auseinandersetzen. Entweder sie sahen mich mitleidsvoll an, oder sie sprangen im Lift platzmachend zur Seite, als käme ein Lkw angefahren, oder sie blickten auf den Rollstuhl, dann zu mir und rasch wieder in eine andere Richtung, so daß sich unsere Blicke nicht noch einmal trafen. Ich erlebte kaum gleichgültiges oder selbstverständliches Verhalten. Jedenfalls kam es mir so vor.

Ich machte weiterhin gute Fortschritte, vor allem in der Motorik. Die Sensibilität schien zur Regeneration mehr Zeit zu benötigen. Der Chefarzt kam regelmäßig zur Visite, und einmal sagte er zu mir, als ich die Beine gut anwinkelte: »Ja, stehst du jetzt auch noch auf? Wenn du wieder hatschen kannst, dann geh' ich mit dir Weißwürscht essen.« Es wurde mir klar, daß er am wenigsten daran zweifelte, daß sich das Rückenmark völlig regeneriere.

Nachdem ich einmal – mit Unterstützung natürlich – frei gestanden hatte, wurde meine Verlegung auf die Station für Physikalische Therapie diskutiert. Sie hat einen sehr guten Ruf, und die Plätze sind dort auf Jahre hinaus reserviert. Ich war nicht nur in der Neurochirurgischen Abteilung als Musterpatient oder auch als Wunder der Station bekannt. So erschien aus der anderen Abteilung ein Arzt, führte mit mir ein kurzes Gespräch und bot mir ein Zimmer in der Physikalischen Therapie an. Ich sei für »einen Querschnitt« ziemlich jung, äußerst motiviert und sehr kooperativ. Ich hatte von der Abteilung nur das beste gehört und wäre gern sofort verlegt worden. Allerdings schien es zwischen den Abteilungen Neurochirurgie und Physikalische Therapie Auffassungsunterschiede zu geben, die meine Verlegung zu einem internen Diskussionsthema werden ließen. Die Krankengymnastinnen und die in der Abteilung Physikalische Therapie Beschäftigten vertraten die Ansicht, daß körperliche Arbeit, Training, Übung und Gymnastik zur Reaktivierung die Schwerpunkte bilden müßten. Dagegen standen die Neurochirurgen auf dem Standpunkt, daß der chirurgische Eingriff, der erfolgreiche natürlich, das für die Heilung Bestimmende sei. Die Regenerierung von Rückenmark erfolge von selbst. Der Chefarzt sprach anfangs davon, daß man mich in der anderen Abteilung »übertrainieren« und damit die völlige Genesung blockieren würde.

Ich konnte diese verschiedenen Ansichten nicht beurteilen, hatte aber selber das Bedürfnis, intensiver und länger zu trainieren. Nach einigen Tagen Diskussion wurde meine Verlegung in die Abteilung Physikalische Therapie vom Chefarzt gestattet.

Physikalische Therapie

Sehr korrekt stellte sich mir der Stationsarzt nach meiner
Ankunft auf der neuen Station vor. Er klärte mich über bestimmte Regeln in der Abteilung auf. Ich müßte mich künftig so selbständig wie nur irgend möglich verhalten. Die
Schwestern täten nur das Allernötigste. Zu den Mahlzeiten
müßte ich irgendwie im Eßraum erscheinen.
Ich hatte Glück mit meinem Zimmernachbarn. Ihm war ein
Karzinom entfernt worden. Er konnte sich aber gut bewegen, verbrachte die Wochenenden zu Hause und wurde –
das bedeutet in dieser Station viel – nachts nicht geweckt.
Ich lernte Patienten kennen, die ständig um ihre Nachtruhe
gebracht wurden, da der Mitpatient gelagert oder gewickelt
werden mußte. Bei mir sollte das Lagern fortan wegfallen.
Da ich ohnehin stets ein eigenes selbständiges Programm
gehabt hatte, war die neue Eigenverantwortung für mich
nur eine Legitimierung und Bestätigung.
Als mir am nächsten Tag das Programm für das Training vor-
gestellt wurde, begriff ich, weshalb die Patienten hier auf
eine ungestörte Nachtruhe großen Wert legten. Ich bekam
einen Stundenplan, nach dem ich von acht Uhr früh bis vier
oder fünf Uhr nachmittags beschäftigt sein sollte. Auf dem
Programm standen: Krankengymnastik und Durchbewegen
der Beine wie bisher, jedoch zeitlich ausgedehnter; Bewegungsbad; Konditionstraining im Gymnastikraum mit Han-
teln und anderen Hilfsmitteln; Teilnahme an den Aktivitäten
der »Querschnittsgruppe« (Rollstuhltraining, Volleyball-
spielen, »Wettrennen« und Ballspiele im Rollstuhl); Ergo-
therapie: Kräftigung der Beinmuskulatur durch »Stan-
ding«; Beschäftigung, z. B. Korbflechten bei freiem Stehen
vor einem Tisch; Arbeit am Kufenwebplatz und am »Dor-
salflektator«.
Die nächsten Wochen waren äußerst anstrengend. Abends
erreichte ich völlig erschöpft in meinem Rollstuhl das Zimmer. Erfolglos hatte ich mich gegen das Rollstuhltraining

und die Aktivitäten der sogenannten Querschnittsgruppe gewehrt, die von manchmal übereifrigen Krankengymnastinnen geleitet wurden.

Einmal hatte ich Besuch von einer Freundin, sollte mich aber zur gleichen Zeit zum Rollstuhlvolleyball bei der Querschnittsgruppe im Gymnastikraum einfinden. Ich bestand darauf, mich mit meiner Besucherin zu beschäftigen. Während ich mit meiner Freundin sprach, näherte sich eine der vielen Krankengymnastinnen und fuhr mich in meinem Rollstuhl gegen meinen Willen weg. Ich fluchte und protestierte, aber es nützte mir nichts. Ich empfand das als Erniedrigung. Als ich abends Zeit zum Nachdenken hatte, wurde mir bewußt, daß dieser Vorfall mir ein Ansporn war, meine eigenen Ziele wieder mehr ins Auge zu fassen. Die Aktivitäten in der Abteilung füllten mich bis zur Erschöpfung aus. Laufen und richtig auf die Toilette gehen war mir jedoch immer noch nicht möglich. Ich erfüllte meinen Plan vorschriftsmäßig, hatte aber über der ständigen Beschäftigung meine persönlichen Ziele zu sehr in den Hintergrund treten lassen. Ich nahm mir vor, vor allem an den Wochenenden, an denen wir uns selbst überlassen waren, Gehübungen zu machen und intensiv daran zu arbeiten, den Katheter loszuwerden. Ich hatte ohnehin schon wieder eine Harnweginfektion.

Zu Beginn des Wochenendes drehte ich den Hahn des Katheters zu und schied den Urin mit bis zu zwanzig Toilettenbesuchen auf normalem Wege aus. Ich gewöhnte mich allmählich wieder daran, erstens den Drang in der Harnblase wahrzunehmen, zweitens an diese Ausscheidungsmethode. Die Zahl meiner Klogänge verminderte sich nach diesem Wochenende bis auf etwa zehn täglich. Das heißt, ich wurde wieder fähig, Urin in der Blase zu halten. Ich versuchte, so lange wie möglich einzuhalten, um die Blase zu trainieren. Am Wochenanfang drängte ich den Stationsarzt, den Puffi endlich zu entfernen. Er war unter der Bedingung einverstanden, daß die Restharnmenge sonographisch kontrolliert wurde, weil zuviel Harn in der Blase zu Vergiftungen führen kann.

Es war für mich ein unbeschreibliches Gefühl, als der Katheter entfernt wurde. Monatelang lebte ich mit diesem künstlichen Ausgang und fühlte mich trotz allen Optimismus immer irgendwie verkrüppelt. Wenige Tage nach der Entfernung klang die Blasenentzündung ab. Die ständigen Harnweginfektionen hatten, zumindest in den letzten Wochen, eine normale Funktion der Blase verhindert. Ich gewann ein völlig neues Verhältnis zu meinem Körper.

Die nächsten Wochenenden brachte ich damit zu, daß ich aufstand und mich am Bett bis zur Stange an der gegenüberliegenden Wand entlanghangelte. An dieser Stange, die in Höhe von etwa einem Meter angebracht ist, ging ich nun, sooft ich konnte, solange die Kraft reichte, hin und zurück. Ich knickte nicht mehr ein, war aber, auch durch die Spastik, sehr zittrig und schwerfällig auf den Beinen. Ich übte, bis ich schweißgebadet vor Erschöpfung auf meinem Bett einschlief.

Für das kommende Wochenende hatte ich mir den Gehbarren vorgenommen, der im Korridor stets am gleichen Platz stand. Ich rollte, wenn ich ganz allein war, mit meinem Rollstuhl an den Barren heran, stand auf, indem ich beide Hände auf je eine der Holzstangen aufstützte, und ging so den Barren seiner Länge nach mehrmals hin und zurück. Wurden die Beine müde, so stützte ich mich mehr auf die Hände. Das übte ich endlos, bis ich etwas »Gehgefühl« bekommen hatte.

Meine produktivsten Zeiten erlebte ich, wenn an den Wochenenden mein Zimmernachbar zu Hause war und ich zwei Tage völlig allein verbrachte. Die meisten Ärzte und Krankengymnastinnen arbeiteten nicht. Es wurde nur eine Art Notdienst für sehr dringende Fälle durchgeführt. Ich bekam zwar reichlich Besuch, regelte das aber zeitlich so, daß ich mein geplantes Programm erfüllen konnte. Am Wochenende hatte ich auch die Möglichkeit, die Hilfsmittel und Turngeräte wie Heimfahrrad, Sprossenwand und Bälle ohne Anleitung zu benutzen. Es war offenbar nicht vorgesehen, daß Patienten auf eigene Faust ohne Aufsicht trainierten. Ich jedenfalls habe in der Zeit, in der ich mich in dieser Station aufhielt, nie jemanden gesehen, der sich allein irgendwie betätigt hätte.

Für mich waren diese Momente deshalb so reizvoll, weil ich nicht ein für mich zusammengestelltes Gymnastikprogramm absolvieren mußte, sondern aus eigenem Antrieb Übungen und Aktivitäten ausführen konnte, die mir in den Sinn kamen. Die Krankengymnastin zeigte sich über meine Unternehmungslust erfreut und nahm z. B. die Übung am Gehbarren in unser tägliches Programm mit auf.

Mir fielen des öfteren die Ansichten des Chefarztes der Neurochirurgischen Abteilung ein, der gegen das intensive Training in der Physikalischen Therapie Vorbehalte hatte. Er sprach mit mir öfters über die »biologische Eigengeschwindigkeit« der Regenerierung des Rückenmarks. Man könne die Gesundung und Belebung nicht forcieren. Tatsächlich taten mir die ruhigen Tage ohne Trainingsprogramm äußerst gut. Ich konnte die biologische Eigengeschwindigkeit wahrscheinlich nicht direkt beeinflussen, aber durch Konzentration, fast Meditation, besann ich mich auf neue, von mir selbst erwünschte Fertigkeiten, die die Reaktivierung des Rückenmarks eher voranbrachten als ein breitangelegtes Programm von Pflichtübungen, für das ich oft nicht motiviert war und das ich teils unter Druck ausführte. Die Gefahr des »Übertrainierens« ist meines Erachtens wirklich gegeben. Indirekt zwang man mich dazu, an einem Kufenwebstuhl zu arbeiten, was der Schulung der Koordination dienen sollte. Verschiedene Bein-, Fuß- und Handbewegungen müssen dabei gleichzeitig ausgeführt werden. Obgleich mir der Sinn der Übung einleuchtete, empfand ich sie als überaus langweilig und erwartete deshalb keine positive Wirkung. Befand ich mich nun allein in meinem Zimmer, etwa am Wochenende, und probierte selbständig beispielsweise das Gehen an der Stange, so bereitete mir das viel mehr Freude, und ich erzielte durch die eigene Motivation, Lust und Konzentration erhebliche Fortschritte. Meine Strategie, mich selbständig und offensiv an neue Übungen heranzuwagen und nicht auf die Krankengymnastin und das, was für mich vorgesehen war, zu warten, erwies sich als erfolgreich.

Eine Krankengymnastin wollte mich dazu zwingen, »rollstuhlgerecht« ins und aus dem Bett zu steigen. Dazu muß der Rollstuhl dicht an das Bett herangefahren werden. Dann müssen zuerst die Beine mit den Händen nacheinander auf die Matratze gehoben werden, und anschließend wird der Oberkörper durch Aufstützen auf die Hände ins Bett gestemmt. Niemals gelangte ich auf diese Art ins Bett. Ich setzte mich einfach um und versuchte von Anfang an, die Beine anzuziehen, um sie auf das Bett zu hieven, auch wenn das lange Zeit mißlang. Mein Ziel, die Beine wieder gebrauchen zu können, habe ich nie aus den Augen gelassen. Hätte ich mich widerspruchslos mit der »Rollstuhlmethode« abgefunden, so hätte das bedeutet, daß ich mich darauf einrichtete, mit gelähmten Beinen zu leben. Meine Hartnäckigkeit und meine Initiativen wurden immer aufs neue als richtig bestätigt.

Für dieses Wochenende hatte ich geplant, eine Krücke zu benutzen und mich mit der anderen Hand an der Stange bzw. am Barren aufzustützen. Es war für mich die Vorstufe zum Gehen mit den »Unterarmstützen«. Das wäre auch der Abschied vom Rollstuhl. Ich schwitzte bei meinen Übungen sehr. Der Schweiß rann mir in die Augen, so daß ich umzufallen drohte, weil ich kurzzeitig nichts sah und keine Hand frei hatte, um ihn abzuwischen. Mit der einen Hand klammerte ich mich an einer Stange des Barrens fest. Mit der anderen stützte ich mich auf eine Krücke. Es war im wesentlichen eine Gleichgewichtsübung. Zu der Zeit war das mangelnde Gleichgewicht mein Hauptproblem. Die Kraft in den Beinen, so ergaben Messungen, war wieder ausreichend vorhanden.

Die Krankengymnastin verhielt sich jetzt sehr geschickt. Sie integrierte meine Initiativen in unser offizielles Trainingsprogramm. Meine Aktivitäten unterstützte sie und versuchte sogar, über meine Grenzen hinauszugehen. Als sie mir zwei Krücken gab, mich zum Gehen aufforderte und mich nur von hinten am Rücken ein wenig stützte, erschrak ich, merkte aber bald, daß auch das ging. Die Krücken weit nach vorn gestreckt, bewegte ich mich fort. Bald wurden mir Gehstöcke aus Holz angefertigt. Damit konnte ich mich nicht mehr aufstützen, sondern nur das Gleichgewicht halten. Krücken und Gehstöcke benutzte ich abwechselnd.

Als ich mich einmal im Klinikcafé mit einer Besucherin traf und meine Krücken neben mich an den Stuhl lehnte, blickte ein Mann vom Nachbartisch zu mir herüber und meinte: »Beinbruch beim Skifahren, nicht wahr, das sieht man gleich!« Ich nickte zustimmend und freute mich ungemein. Der »Querschnitt von 32« als Sportler. Mich motivierte das Erlebnis zu noch eifrigerem Training. Zwar beabsichtigte ich nicht, Ski zu fahren, wohl aber hatte ich vor, im nächsten Winter Schlittschuh laufen zu gehen.

Eines Tages war von der Leiterin der Querschnittsgruppe ein kleiner Spaziergang im Krankenhauspark geplant. Ich wurde aufgefordert, aus Zeitgründen den Rollstuhl zu benutzen, doch hatte ich beschlossen, diesen Ausflug mit meinen Krücken zu machen und den verhaßten Rollstuhl nicht mehr zu benutzen. Die Gruppe hatte sich zu einem bestimmten Zeitpunkt am Eingang der Klinik verabredet. Ich verspätete mich um zwanzig Minuten. Die Leiterin rügte mich, weil ich eigenmächtig den Rollstuhl stehengelassen hatte. Eine andere Krankengymnastin, mit der ich mich gut verstand, blieb bei dem Spaziergang in meiner Nähe. Ich stakste so schnell ich konnte im Park herum und mußte über die ganze Gruppe lachen, weil wir, etwa fünfzehn Patienten, alle irgendeine Art von Behinderung hatten. Jeder humpelte, hinkte, stolperte, fuhr im Rollstuhl. Es erinnerte mich an das »Tal der Aussätzigen« in Ben Hur. Nach einer Stunde wurde ich alleingelassen, da die Gymnastinnen Feierabend hatten und ich noch mehrere hundert Meter von der Klinik entfernt war.

Hätte ich mich als folgsamer Patient an die Anweisungen der Krankengymnastin gehalten und den Rollstuhl benutzt, so wäre ich jetzt blitzschnell in meinem Gefährt zurück in meine Station gefahren worden. So aber war es mir gelungen, mich in eine Lage zu bringen, in der ich allein für mich verantwortlich war. Auf dem beschwerlichen Weg zurück ins Krankenhaus schwitzte ich ziemlich und hatte bisweilen das Gefühl, mich verließen die Kräfte. Schweißgebadet betrat ich das Eingangstor und schaffte gerade noch den Weg in den Aufzug. In meinem Zimmer angekommen, schlief ich vor Erschöpfung erst einmal ein.

Mein Rollstuhl, der in meinem Zimmer gestanden hatte, war plötzlich verschwunden. Er tauchte nicht mehr auf. Es gab auch niemanden, der ihn suchte. Ich war einen großen Schritt weitergekommen.

Ich freute mich auf das Schwimmen im Bewegungsbad. Ich schleppte mich mit meinen dürren Beinen auf Krücken an den Rand des Beckens, immer in Sorge, auf dem glatten, nassen Boden auszurutschen. Ich setzte mich an den Rand und glitt ins Wasser. Ich wunderte mich sehr, denn ich hatte nicht geahnt, daß ich nicht mehr schwimmen konnte. Die Koordination von Hand- und Beinbewegungen funktionierte überhaupt nicht. Ich mußte auf der Hut sein, nicht unterzugehen. Ich merkte, daß ich zur Fortbewegung, auch beim Gehen mit Stützen, unbedingt die visuelle Kontrolle benötigte. Im Bad sah ich meine Beine nur verschwommen und geriet völlig durcheinander. Doch mit der Zeit gelang es mir, das Schwimmen wieder zu erlernen. Zuerst konnte ich auf dem Rücken schwimmen, weil ich so die untere Hälfte meines Körpers sah. Erst später gelang es mir allmählich, Brust zu schwimmen.

In seiner Komplexität und in bezug auf Koordinationsleistungen schien der Vorgang des Schwimmens dem des Treppensteigens verwandt zu sein. Die Krankengymnastin trieb mich die Stockwerke hinauf und hinunter. Wieder vergingen einige Wochen, bis ich völlig ohne Krücken, nur am Geländer aufgestützt die Treppen schaffte. Täglich war ich als Fleißaufgabe dreimal drei Stockwerke hinauf- und hinabgestiegen. Nachdem ich im Parterre eine Pause eingelegt hatte, tastete ich mich an der Wand entlang in Richtung Treppenhaus, in einer Hand beide Krücken. Mit der anderen Hand versuchte ich, die Tür zum Treppenhaus zu öffnen. Es eilten mir mehrmals Besucher zu Hilfe und empfahlen mir dringend den Lift. Man klärte mich auf, daß ich mit dem Aufzug viel bequemer nach oben gelangen könne. Ein Mann, der mich eine Weile beobachtet hatte, wollte mir in einem Anfall von Hilfsbereitschaft die Krücken entreißen und mich bis zum Fahrstuhl schleppen. Ich hatte Mühe, ihm klarzumachen, daß ich um die Existenz eines Aufzugs wüßte und die Strapazen absichtlich auf mich nähme.

Die Spastik, die unkontrollierter, unkoordinierter Muskelkraft entspringt, machte mir zu schaffen. Bei der geringsten Aufregung bei meinen Gehunternehmungen begannen meine Knie zu zittern. Je kräftiger ich die Beine belastete und je fester ich sie spannte und durchstreckte, desto geringer war die Spastik. Allmählich schien ich auch dieses Problem in den Griff zu kriegen. Ich legte inzwischen schon bestimmte Strecken ohne Stöcke oder Krücken zurück. Allerdings achtete ich dabei darauf, daß sich etwas zum Festhalten in meiner Nähe befand, um nicht bei plötzlichem Gleichgewichtsverlust zu stürzen.

Durch die rasanten Fortschritte, die ich erzielte, übernahm ich allmählich die Rolle des Ratgebers in der Station. Ich bemühte mich, meine persönlichen Erkenntnisse und meinen Weg zu erklären. In ausführlichen Gesprächen versuchte ich, meine Mitpatienten vor allem von mehr Eigeninitiative zu überzeugen. Ich empfahl ihnen Bücher über mentale Techniken zur Selbstheilung und gab Anleitungen zu Methoden, die mir halfen.

Inzwischen legte ich größere Strecken ganz ohne Hilfsmittel zurück. Wenn ich frei ging, bewegte ich mich wie Frankensteins Monster fort, das aus dem Labor entwischt war. Tolpatschig, ruckartig und steif. Die Krankengymnastin übte mit mir einen fließenden Gang, bei dem die Stellung der Arme eine große Rolle spielt. Befindet sich beim Gehen gerade das rechte Bein vorn, so ist gleichzeitig der linke Arm nach vorn gerichtet und umgekehrt. Dadurch entsteht ein harmonisch-rhythmischer Ablauf des Gehvorgangs. Dinge, die einem wegen ihrer Selbstverständlichkeit nicht bewußt werden.

Auf mein Drängen hin wurde ich früher entlassen als geplant. Die Auflage war, wöchentlich dreimal Krankengymnastik in der Klinik zu absolvieren.
Von einem Arzt hatte ich die Prognose »zwei Jahre mit Krücken« mit auf den Weg bekommen. Ich wußte, daß ich die Stützen in spätestens zwei Monaten weglegen würde.

Der Neurologe, der mich vor meiner Entlassung noch einmal sehen wollte, gab mir zum wiederholten Mal zu bedenken, daß die rasante Regenerierung des Rückenmarks nach wie vor stagnieren könnte. Auch das bestätigte mir nur, daß es genau der richtige Zeitpunkt war, die Klinik zu verlassen.

Entlassung

Nach fast einem Jahr betrat ich zum erstenmal wieder meine Wohnung. Sofort fiel mir der starke Medikamentengeruch auf, obgleich ich vom Krankenhaus einiges gewöhnt war. Ich brauchte einige Tage, um mir der neuen Situation völlig bewußt zu werden. Ich war zufrieden mit mir, wenngleich ich wußte, daß mir noch einiges bevorstand. Ich befand mich in meiner Wohnung, völlig schmerzfrei, drauf und dran, in den nächsten Monaten ganz gesund und fit zu werden.

Die nächsten Wochen verbrachte ich mit sehr intensivem Training, sowohl bei der Krankengymnastik als auch bei allen Haus- und Alltagsarbeiten. Die Krankengymnastin hetzte mich richtiggehend durch Parks und Wiesen, damit ich flüssiger und schneller gehen lernte. Sie machte mit mir »Falltraining«. Ich wurde mehrere Male hintereinander von verschiedenen Seiten umgestoßen und fiel dabei auf eine Matte. Nun mußte ich mich möglichst schnell wieder aufrichten. Sie ließ mich Treppen steigen, über verschiedene Böden gehen und zog und schob mich, um das Tempo zu steigern.

Wenn ich die Wohnung verließ, bewegte ich mich mit Krücken fort, hatte aber einen Zeitpunkt geplant, an dem ich sie einfach wegwerfen wollte. Zwei Jahre wollte ich nicht warten. Als eine Freundin mir vorschlug, gemeinsam in Urlaub zu fahren, beschloß ich, die Krücken sofort in den nächstbesten Container zu tun. Zwar wankte und schwankte ich noch erheblich, wenn ich ging, doch lernte ich dabei, mein Gleichgewicht zu kontrollieren. Ich legte erst kurze Strecken etwa zum Einkaufen oder zur nächsten Bank zurück. Später steigerte ich die Entfernungen. Einmal befand ich mich auf dem Nachhauseweg von der Sparkasse, die etwa einen Kilometer von meiner Wohnung entfernt ist. Ich brauchte Stunden für den Weg und mußte mich gelegentlich ausruhen. Jeder starrte mich an, und manchmal wurde ich gefragt, was mir fehle. Einige Passanten meinten, ich hätte zuviel getrunken. Einer sagte: »Na, haben wir gut gefeiert gestern?« Ich lachte und versuchte die Konzentration nicht zu verlieren, um nicht zu fallen. Plötzlich zog ein Gewitter auf, und ich spürte die ersten Regentropfen. In wenigen Minuten schüttete es, und die Blitze zuckten. Ich hatte noch ein paar hundert Meter vor mir und konnte nicht einfach laufen wie alle anderen. Ich kam schließlich vollkommen durchnäßt zu Hause an.

Ängstlich wurde ich, wenn ich über große Straßenkreuzungen mußte. Manchmal waren die Ampelphasen einfach zu kurz für mich. Besonders schwer fiel es mir, die Straßen zu überqueren, auf denen ich während der Zeit vor der Operation mit den Schmerzen und den massiven Gehstörungen erhebliche Probleme gehabt hatte. Wie in einem Horrorfilm liefen in meinem Kopf die Szenen ab, in denen ich mich im Tablettenrausch, mit fast abgestorbenen Beinen über bestimmte Straßenkreuzungen schleppte. Es waren hauptsächlich die schrecklichen Erinnerungen, die mir zu schaffen machten.

Als ich zum erstenmal einen Bus bestieg, war ich sehr aufgeregt. Die Verkehrsinsel, an der sich die Bushaltestelle befand, war sehr schmal. Die Autos brausten auf beiden Seiten mit hoher Geschwindigkeit vorbei. Ich hätte mir einen Sturz nicht erlauben dürfen. Besonders delikat gestaltete sich die Situation dadurch, daß ich mein Akkordeon bei mir hatte. Der große Koffer mit dem schweren Instrument stabilisierte nicht gerade mein Gleichgewicht. Beim Verlassen des Busses brauchte ich mehr Zeit als gewöhnlich, und die Erfahrung, daß ungeduldige Busfahrer gelegentlich leicht anfahren, ehe die Fahrgäste alle aus- oder eingestiegen sind, beunruhigte mich. Ich schwankte mit meinem monströsen Musikinstrument durch die Stadt und konnte mir sämtlicher Blicke im Umkreis sicher sein.

Erregt man in einer Klinik eher dadurch die Aufmerksamkeit, daß man gesund ist, keine Behinderung hat, nicht mit Krücken oder Gipsbein herumstolpert, so wurde mir jetzt auf der Straße ganz deutlich bewußt, wie sehr ich durch meine Gehstörungen überall auffiel und daß mich wirklich jeder anstarrte. Hätte ich nicht gewußt, daß auch diese Phase bald vorüber sein würde, hätte ich die Reaktionen der Menschen nicht so leicht verkraften können.

Mein Trainingsprogramm bestand jetzt darin, mich möglichst schwierigen Situationen auszusetzen, um meinen Körper, die Beine, die Motorik, die Koordination und den Gleichgewichtssinn optimal zu schulen. Liefe ich, wie von einem Arzt vorausgesagt, zwei Jahre mit Krücken herum und verließe ich wegen der ständigen Gefahr des Sturzes meine Wohnung kaum, so würde ich sicherlich kaum Fortschritte machen können. Durch meine Zähigkeit verkürzte ich die Regenerationszeit erheblich.

Umgebungswechsel III

Ich empfand das Bedürfnis, an die Hauptschauplätze meiner Leidenszeit zurückzukehren. Auf diese Weise glaubte ich, am ehesten dieses schwarze Kapitel in meinem Leben aufarbeiten und abschließen zu können. Das war der eine Grund dafür, daß ich erneut in die Türkei reisen wollte. Ein weiterer war das Verlangen nach einem schmerzfreien Urlaub mit viel Sonne. Ich glaubte ihn nach der langen Klausur in Wohnung und Klinik verdient zu haben. Außerdem wollte ich meinen Sandstrand finden, den ich so oft im Traum entlanggegangen war.

Mit einer Freundin flog ich nach Istanbul. Dort war ich sehr dankbar, daß sie mich stützte bzw. wir Hand in Hand oder Arm in Arm durch die Straßen dieser Großstadt gingen. Wenn man die Ordnung im deutschen Verkehr gewöhnt ist, so bereitet es anfänglich Schwierigkeiten, in Istanbul zurechtzukommen. Die Stadt hat wahrscheinlich inzwischen zehn Millionen Einwohner, ist aber in ihrer Entwicklung bei allenfalls zwei Millionen angekommen. Die Straßen sind von Autos und Menschen völlig verstopft.

Da Istanbul sich über mehrere Berge erstreckt, gibt es kaum ebene Wege und Plätze. In den Straßen, die oft mit Kopfsteinpflaster gebaut sind, klaffen zahlreiche Schlaglöcher, die vor allem abends und nachts wegen der dürftigen Beleuchtung kaum zu erkennen sind. Als Mittelinseln zur Trennung gegenläufiger Fahrbahnen dienen oft etwa sechzig Zentimeter hohe Mäuerchen. Will man diese Straßen überqueren, so muß man sich draufgängerisch in die endlosen mehrspurigen Blechschlangen stürzen, sich bis zu der Mittelmauer durchschlängeln, diese blitzschnell erklimmen und oben das Gleichgewicht halten, um dann im günstigen Moment über die Gegenfahrbahnen zu hetzen.

Das Chaos in dieser Stadt gefällt mir sonst recht gut, diesmal aber hatte ich die körperlichen Voraussetzungen für die Selbstbehauptung in diesem Verkehrsgewimmel unterschätzt. Wir fuhren deshalb bald weiter ans Ägäische Meer, wo ich in einer Bucht meinen Sandstrand fand.

Als großes Problem erwies sich nun, daß ich nach dem Baden im Meer gar nicht alleine aus dem Wasser herauskam. Ich ging beim Gehen immer gebückt, weil ich meine Schritte und alle Bewegungen unbedingt visuell kontrollieren mußte. Bei Dunkelheit konnte ich mich deshalb nicht alleine fortbewegen. Diese Schwierigkeit war mir schon in Istanbul aufgefallen. War es mir nicht möglich, meine Beine und Füße beim Gehen zu beobachten, so stolperte ich und fiel. Beim Hineingehen ins Meer konnte ich größere Schritte tun und in dem Moment, in dem ich die Beine nicht mehr sah und das Gleichgewicht verlor, ins Wasser plumpsen. Beim Herauskommen schwamm ich möglichst nah ans Ufer, aber selbst wenn das Wasser nur kniehoch war, reichte das, um meine Kontrolle zu verhindern und mich umfallen zu lassen. Ich mußte deshalb stets aus dem Meer abgeholt werden.

Wenn wir abends mit Freunden in eine Diskothek gingen, machte ich mir schon Sorgen um den Rückweg. Ich mußte wegen der Dunkelheit gestützt werden. Auch konnte ich in einem dunklen Zimmer nicht zu meinem Bett kommen, wenn ich das Licht, dessen Schalter sich ein paar Meter vom Bett entfernt neben der Tür befand, ausgeschaltet hatte.

Ich erfuhr, daß diese Phänomene mit der immer noch mangelhaften Tiefensensibilität zu tun hatten.

Auf meinem Sandstrand versuchte ich zu laufen. Anfänglich mit großer Mühe, weil Sand keinen festen Untergrund bildet. Allmählich gelang es mir besser. Schwitzend übte ich in der Mittagshitze, während mich die Badegäste verwundert ansahen. Aber sie konnten ja nicht ahnen, weshalb ich das tat!

Deutlich spürte ich, wie im Laufe der drei Urlaubswochen mein Gang allmählich sicherer wurde. Ich konnte nun ins Meer gehen und vor allem selbständig herauskommen, ohne zu fallen. Langsam vermochte ich auch, mich in der Dunkelheit zurechtzufinden. Ich begann mich darüber zu wundern, daß sich die Leute immer seltener nach mir umdrehten. Offenbar wurde ich unauffälliger. Auch das bedeutete eine Umstellung, wenn auch zum Positiven.

Die geschilderten Symptome haben sich inzwischen vollständig zurückgebildet. Ich gehe meinem Beruf nach, treibe Sport, bin Mitglied in einem Fitness-Center und gehe wieder regelmäßig Schlittschuhlaufen. Einige Male habe ich sogar als Tänzer in meiner alten Folkloregruppe an Auftritten teilgenommen: der »Querschnitt von 32« auf der Bühne.

Von dem Martyrium der drei Jahre sind nur noch Erinnerungen geblieben. Situationen und Ereignisse, die diese Zeit wachrufen, können mich seelisch noch sehr aufwühlen. Und sei es ein Lied wie Udo Lindenbergs »Hinterm Horizont geht's weiter«, das mir die Tränen in die Augen treiben kann.

Dank

Mein besonderer Dank gilt dem

Chefarzt der Neurochirurgischen Abteilung des Bogenhauser Krankenhauses, Dr. Schmidberger, für seine her-
vorragende chirurgische Leistung, mit der er mich von
einer zweijährigen Qual erlöste,
dem Oberarzt der Neurologischen Abteilung des Bogenhauser Krankenhauses, Dr. Hupfer, und seinem Assistenzarzt, Dr. Stadtmüller, für die rettende richtige Diagnose.

Mein Dank gilt weiterhin

den beiden Krankengymnastinnen Daniela Meier und
Christine Neundorfer für ihr großes Engagement,
den immer freundlichen Krankenschwestern und Pflegern der Station 32 und den übrigen Ärzten dieser Station,
den Ärzten und den Krankenschwestern und -pflegern
der Abteilung Physikalische Therapie des Bogenhauser
Krankenhauses,
meiner Schwester Angelica und ihrem Mann, die mich
während der letzten Monate vor der Operation bei sich
aufgenommen hatten,
meiner Mutter, die mich regelmäßig besuchte und sich
sehr um mich kümmerte,
allen Freunden, Freundinnen, Bekannten, Verwandten,
die mich besuchten, mir schrieben, mich moralisch aufrü-
steten oder sonst irgendwie an mich dachten, mir die
Daumen hielten und auch für mich beteten.

Persönliche Erfahrungen
mit Krisen

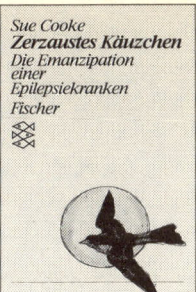

Sue Cooke
Zerzaustes Käuzchen
Die Emanzipation
einer
Epilepsiekranken
Fischer

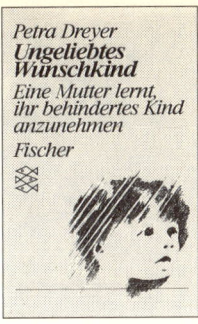

Petra Dreyer
**Ungeliebtes
Wunschkind**
Eine Mutter lernt,
ihr behindertes Kind
anzunehmen
Fischer

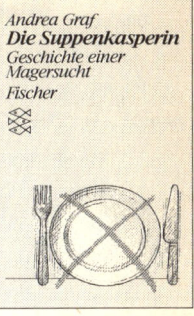

Andrea Graf
Die Suppenkasperin
Geschichte einer
Magersucht
Fischer

Renate Anders
Grenzübertritt
*Eine Suche nach
geschlechtlicher
Identität. Band 3287*

Sigrid Borst
Weniger als ein Jahr...
*Unser Kampf gegen
den Krebs. Band 3248*

Erica Brühlmann-
Jecklin
Irren ist ärztlich
*Analyse einer
Krankengeschichte
Band 3269*

Ingeborg Bruns
**Das wieder-
geschenkte Leben**
*Tagebuch über die
Leukämieerkrankung
eines Kindes
Band 3247*

Sue Cooke
Zerzaustes Käuzchen
*Die Emanzipation
einer Epilepsiekranken
Band 3245*

Herbert Dalhoff
So krank wie die Erde
*Krebsleiden und Natur-
erfahrung. Band 10654*

Petra Dreyer
**Ungeliebtes
Wunschkind**
*Eine Mutter lernt,
ihr behindertes Kind
anzunehmen. Band 3252*

Claudia Erdheim
Herzbrüche
*Szenen aus der psycho-
therapeutischen Praxis
Band 3256*

Jacqueline Fabre
**Die Kinder, die nicht
sterben wollten**
Band 3289

Josef Gabriel
Verblühender Mohn
*Aids - die letzten
Monate einer Beziehung
Band 3249*

Andrea Graf
Die Suppenkasperin
*Geschichte einer
Magersucht. Band 3294*

Renate Gussmann
**Todessehnsucht
und Lebensgier**
*Aufzeichnungen einer
krebskranken Ärztin
Band 3272*

Luise Habel
Umarmen möcht ich dich
*Briefe an einen Thera-
peuten. Band 3299*

Monika Hahn-Lepper
**Nicht zum Leben
geboren**
*Trauerarbeit nach
dem Verlust meiner
Kinder. Band 10257*

Torey L. Hayden
Kevin
*Der Junge, der nicht
sprechen wollte
Band 3253*

Ursula
Heilborn-Maurer/
Georg Maurer
Nach einem Suizid
*Gespräche mit
Zurückbleibenden
Band 3250*

Fischer Taschenbuch Verlag

Persönliche Erfahrungen mit Krisen

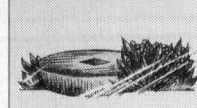
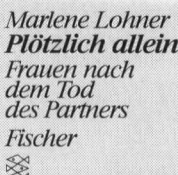
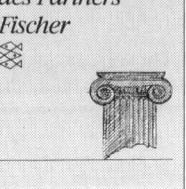

Ilse van Heyst
Das Schlimmste war die Angst
Geschichte einer Krebserkrankung und ihrer Heilung
Band 3902

Christine Hofmann
Stunden, die zählen
Ein Kind findet ein Zuhause
Band 3296

Anne Karedig
Zieh dich schon mal aus, ich hol' inzwischen den Stock
Versuch einer Aufarbeitung
Band 10382

Monika Knorr
Bauchschmerzen
Von der Auflehnung meines Körpers
Band 10377

Ruth van Leeuwen
Rückkehr zur Offenheit
Eine Frau lernt ihr Leben wieder lieben
Band 3271

Christiane Lenker
Krebs kann auch eine Chance sein
Zwischenbilanz oder Antwort an Fritz Zorn
Band 3288

Marlene Lohner
Plötzlich allein
Frauen nach dem Tod des Partners
Band 3290

Mary MacCracken
Lovey
Die Therapie eines schwierigen Kindes
Band 3274

Charlie, Eric und das ABC des Herzens
Außenseiter im Klassenzimmer
Band 3273

Helene Merz
Die verborgene Wirklichkeit
Geschichte einer Verstörung
Band 3265

Hiltrud Minwegen
Mario
Von der Sucht zur Hoffnung
Band 3282

Bertram Münker
Schmerzlose Entwicklung
Ein Krebstagebuch
Band 3275

Elisabeth Opitz
Horch in das Dunkel
Ein Bericht über eine Depression
Band 5193

Regina Pickel-Bossau/ Walter Bachmann
Ich will – laßt mich
Ein Leben mit Rollstuhl und Krücken
Band 3270

Fischer Taschenbuch Verlag

Persönliche Erfahrungen
mit Krisen

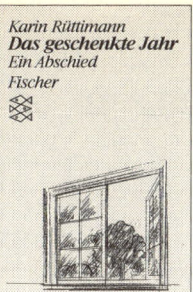

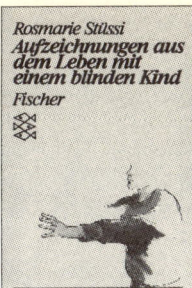

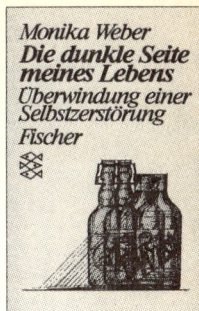

Irmgard Poppe-Teufel
Tollkirschenzeit
*Malignes Melanom
als Erfahrung
der Lebensgrenze*
Band 10419

Nina Rempp
Schichtbarrieren
*Von den Verständi-
gungsschwierigkeiten in
einer Psychoanalyse*
Band 3254

Anne Rosenberg
Die Verweigerung
*Bericht über ein
Adoptivkind*
Band 3266

Karin Rüttimann
Das geschenkte Jahr
Ein Abschied
Band 3267

Beat Schliep
Von Arzt zu Arzt
*Die Odyssee
eines Kranken*
Band 10749

Anemone Sandkorn
**Das Signal oder
Die Entfernung
eines Knotens**
Band 3298

Bea Schilling
**Wiegenlied
mit Spätfolgen**
*Aus dem Leben
einer Co-Alkoholikerin*
Band 3268

Bernd-Joachim
Schulz
**Das hoffnungslose
Leben der Anna M.**
*Bericht über eine
Schizophrenie*
Band 3255

Kathryn Seidick
**Mit den Anforderungen
wächst der Mut**
*Der Kampf einer
Mutter um ihr
schwerkrankes Kind*
Band 3283

Lydia Stephan
**Du hättest so gern
noch ein bißchen
gelebt**
Band 3297

Rosmarie Stüssi
**Aufzeichnungen aus
dem Leben mit
einem blinden Kind**
Band 3295

Ingrid Tropp Erblad
Katze fängt mit S an
*Aphasie oder der
Verlust der Wörter*
Band 3293

Monika Weber
**Die dunkle Seite
meines Lebens**
*Überwindung einer
Selbstzerstörung*
Band 3285

Laure Wyss
**Ein schwebendes
Verfahren**
*Mutmaßungen über
die Hintergründe
einer Familientragödie*
Band 3526

Fischer Taschenbuch Verlag

fi 26 / 4 c

Für eine andere Medizin

Siegfried Rudolf Dunde (Hg.)
Aids – Was eine Krankheit verändert
Sexualität und Moral
Band 4224
Positiv weiterleben
Seelische Selbsthilfe bei HIV-Infektion
Band 4284

Ines Rieder und Patricia Ruppelt (Hg.)
Frauen sprechen über Aids
Band 10033

Heidi Tuft
Nur wer kämpft, hat eine Chance
Alternativen der Krebsbehandlung
Band 3528

Wolfgang Hölzle
Krankheit als Neubeginn
Bewußter leben nach dem Herzinfarkt
Band 3360

Gerd Haerkötter
Heilkräuter – gestern und heute
Mit Illustrationen
Band 4082

Kenneth R. Pelletier
Die neue Medizin
Gesundheit durch Vermeidung von Streß;
Vorbeugen statt heilen
Band 3874

Fischer Taschenbuch Verlag

fi 1112 / 3